U0339049

Gary Tse/Puay Hoon Tan/Fernando Schmitt

Fine Needle Aspiration Cytology of the Breast

Atlas of Cyto-Histologic Correlates

乳腺细针穿刺细胞学
细胞与组织学对照图谱

谢文杰

主 编　〔新加坡〕陈佩云

　　　　〔葡〕费尔南多·施密特

主 审　曹　箭

主 译　李香菊　李忠武

天津出版传媒集团

◆ 天津科技翻译出版有限公司

著作权合同登记号:图字:02-2014-391

图书在版编目(CIP)数据

乳腺细针穿刺细胞学:细胞与组织学对照图谱/谢文杰,(新加坡)陈佩云,(葡)费尔南多·施密特主编;李香菊,李忠武主译.—天津:天津科技翻译出版有限公司,2020.11

书名原文:Fine Needle Aspiration Cytology of the Breast:Atlas of Cyto-Histologic Correlates

ISBN 978 – 7 – 5433 – 4021 – 3

Ⅰ.①乳… Ⅱ.①谢… ②陈… ③费… ④李… ⑤李… Ⅲ.①乳房疾病 – 细胞学 – 病理学 – 图谱 Ⅳ.①R655.802 – 64

中国版本图书馆 CIP 数据核字(2020)第 083876 号

Translation from English language edition:

Fine Needle Aspiration Cytology of the Breast:Atlas of Cyto-Histologic Correlates

by Gary Tse, Puay Hoon Tan and Fernando Schmitt

Copyright © 2013 Springer Berlin Heidelberg

Springer Berlin Heidelberg is a part of Springer Science + Business Media.

All Rights Reserved.

中文简体字版权属天津科技翻译出版有限公司。

授权单位:Springer Berlin Heidelberg
出　　版:天津科技翻译出版有限公司
出 版 人:刘子媛
地　　址:天津市南开区白堤路 244 号
邮政编码:300192
电　　话:(022)87894896
传　　真:(022)87895650
网　　址:www.tsttpc.com
印　　刷:北京博海升彩色印刷有限公司
发　　行:全国新华书店
版本记录:787mm×1092mm　16 开本　12 印张　200 千字
　　　　　2020 年 11 月第 1 版　2020 年 11 月第 1 次印刷
　　　　　定价:138.00 元

(如发现印装问题,可与出版社调换)

主审简介

曹箭 主任医师,硕士研究生导师,中国医师协会妇产科医师分会宫颈疾病与细胞病理学分院培训专家,北京市两癌筛查质控专家。1983年毕业于四川大学华西医学部医学系,毕业后于中国医学科学院肿瘤医院病理科细胞学室工作至今。在脱落细胞学(包括内镜下刷片、宫颈涂片、胸腹腔积液、脑积液、术中冲洗液、尿检查)和穿刺细胞学(甲状腺、涎腺、淋巴结、乳腺,以及胰腺、肝、胆、肺、纵隔、腹膜后等深部脏器肿物穿刺)方面具有丰富的临床诊断经验。发表论文40余篇,参与编写专业书籍6部。

主译简介

李香菊　副主任医师。2003年7月毕业于中国协和医科大学(现协和医学院)病理学与病理生理学专业,毕业后于北京大学肿瘤医院工作至今。从事细胞病理学诊断与细针穿刺操作10余年,行细针穿刺细胞学诊断和(或)操作万余例,其中乳腺穿刺和乳腺癌相关腋窝淋巴结穿刺病例8400余例。参与多部著作的编写或翻译,如《肿瘤组织病理学诊断》(第3版)、《Enzinger & Weiss 软组织肿瘤》(第5版)等。

李忠武　主任医师,副教授,硕士研究生导师。2006年毕业于北京大学临床肿瘤学院,获得肿瘤学博士学位。2015年10月至2016年10月,于美国加州大学旧金山分校(UCSF)访问学习,师从著名遗传学专家Boris Bastian教授。从事肿瘤病理学诊断近15年,积累了丰富的病理学诊断经验。主持北京市科技新星计划B类、首都临床特色应用研究、首都卫生发展科研专项项目、人力资源社会保障部留学归国人员择优资助等省部级课题,以第一作者及通讯作者发表SCI文章20余篇。

译者名单

主　审　曹　箭

主　译　李香菊　李忠武

译　者　朱艳丽　杨　欣

编者名单

Andrew S. Field, MB, BS(Hons), FRCPA, FIAC, Dip Cytopath (RCPA)
Department of Tissue and Molecular Pathology
St Vincent's Hospital, Sydney
NSW
Australia

Gay Hui Ho, FRCS
Department of Surgical Oncology
National Cancer Centre Singapore
Singapore

Nour Sneige, MD
Department of Pathology
The University of Texas MD Anderson Cancer Center
Houston
USA

Jill Su Lin Wong, FRCR
Department of Oncologic Imaging
National Cancer Centre Singapore
Singapore

中文版序言

随着乳腺核芯针活检(CNB)技术的应用,乳腺细针穿刺细胞学(FNAC)创伤微小、简单、快速、费用低廉、报告迅速等优势逐渐被忽略,有被乳腺CNB取代的趋势。在这种情况下,此书应运而生,希望借此对乳腺FNAC发展有所裨益。

本书从乳腺的解剖及生理学(第1章)、乳腺病变的组织病理学基础(第2章)、乳腺穿刺技术(第3章)、乳腺病变的液基细胞学及细胞块制备(第4章)到各类疾病的诊断(第5~12章,包括乳腺炎性病变、纤维囊性变、纤维腺瘤、其他纤维上皮性病变、上皮增生性病变和高级别导管原位癌、乳头状病变、黏液性病变、乳腺癌及其亚型)及腋窝淋巴结FNAC(第13章),对乳腺FNAC做了系统的阐述。本书对细胞学形态描述细致精辟,每一种病变均有鉴别诊断内容和组织学对照,并针对细胞学医生日常工作中可能遇到的乳腺FNAC困难提出了解决办法。

本书还对乳腺病变诊治中广受关注的免疫组织化学(第14章)和分子技术(第15章)在乳腺FNAC中的应用做了介绍和总结,指出了细胞学样本在免疫化学和分子检测方面的内在优势。本书最后(第16章)对比了乳腺FNAC和CNB,指出其各自的优势与不足,展望了乳腺FNAC未来的应用前景(第17章)。

此外,文字翻译通顺、简洁,所附图片清楚明了,该书是一本实用的FNAC专业书籍和教科书。

潘秦镜
于北京

中文版前言

　　乳腺肿物很常见且病变复杂多样，而有效的治疗依赖于准确的病理诊断，乳腺细针穿刺细胞学(FNAC)正是最方便快捷地从乳腺肿物中取得细胞进行诊断的方法，其操作简便、创伤小、费用低廉、报告迅速，在乳腺病变的临床诊断与普查中具有独特的优势。近年来，随着核芯针活检(CNB)的广泛应用及乳腺癌新辅助化疗的开展，FNAC应用逐渐减少。我们翻译此书的目的是希望通过对乳腺FNAC的系统介绍使临床和病理专业人员能够更加了解乳腺FNAC，以便更好地掌握和发挥FNAC的作用，造福更多的患者。

　　本书由Gary Tse、Puay Hoon Tan和Fernando Schmitt主编，系统地介绍了乳腺生理学、解剖等基本知识及乳腺各种病变的FNAC形态，并配有组织学对照。此外，本书还对FNAC细胞块制备、免疫组织化学和分子检测做了客观详尽的描述，强调了FNAC的优势，也指出了其不足。书中图片清晰，细胞学与组织病理学图片对照，相辅相成。虽然医学知识不断更新、病理学分类方法层出不穷，但其基本的技术和精华内容常用常新。本书不仅适用于细胞学和组织病理学医生、技术人员，还可作为乳腺临床医生的参考书和研究生的教科书。

　　虽然本书各位参译人员力求翻译精准，希望能够再现原著作者的精彩描述，但难免有不足，敬请读者不吝批评指正。同时感谢北京嘉事伟业医疗器械有限公司对本书出版的支持。

李香菊

于北京

序 言

    乳腺细针穿刺细胞学(FNAC)始于20世纪30年代,但直至20世纪70年代才得以广泛应用。与其他许多医学技术一样,FNAC最初发展比较缓慢,但当欧洲研究者大量报道乳腺细针穿刺(FNA)并证实这项技术实用性强且准确后,遂为大家普遍接受。此后,这项技术在全世界普遍应用,但最近因核芯针活检的出现,其在一些影像学方面可检出的病变中应用有所减少。

    由Gary Tse、Puay Hoon Tan和Fernando Schmitt主编的《乳腺细针穿刺细胞学:细胞与组织学对照图谱》涵盖了这一领域的最新知识。

    第1章和第2章概括了乳腺解剖和生理学及乳腺的病理基础。第3章阐述了穿刺技术,并详细介绍了穿刺操作、结果报告和诊断的准确性。第4章介绍了液基细胞学和细胞块制备。第5~13章涵盖了乳腺各种病变。通过细胞/组织学对照、鉴别诊断和结果管理,为细胞学医生日常工作中面临的诊断难题提供了简便有效的解决办法。第14章和第15章详细介绍了在细胞病理学临床工作中扮演着重要角色的免疫细胞化学和分子技术。第16章对乳腺FNAC和核芯针活检做了比较。

    书中的彩色显微图像清晰,完美展示了各种病变的形态特征。内容通俗易懂,乳腺FNAC知识先进,令人印象深刻,让我们一起来享受它吧!

Marluce Bibbo,MD
于美国宾夕法尼亚州费城

前　言

我们正在见证医学的非凡进步。手术越来越微创,影像学引导也已成为定位特定病变的常规方法。从患者体内获取细胞或组织,对疾病的诊断,以及发现与预后和预测治疗反应相关的重要分子改变或特异性标记仍是非常重要的。因此,不难判断细胞学在现代医学中仍然发挥着重要作用。目前,西方国家的很多医疗中心认为核芯针活检(CNB)各方面都优于细胞学,因此在这些中心,乳腺细胞学正逐步被 CNB 取代。实际上,乳腺细针穿刺细胞学(FNAC)是诊断乳腺病变的一种极好的方法,在医生日常工作的诊室、临床就诊时或床旁即可完成。FNAC使用的设备价格低廉,而且短短几分钟内即可操作、诊断和报告,可使患者能够尽快得到治疗。FNAC 和 CNB 这两种技术并非互相排斥,而是互补的,这在本书中的不同章节都进行了深入讨论。FNAC 在本书所有作者的临床实践中都扮演着很重要的角色,是研究乳腺病变的经济有效的一线方法。导致这种技术使用减少的其中一个原因是病理学医生对乳腺细胞学熟练程度下降,诊断经验减少。本书的目的是展示乳腺细胞学的各个方面,包括对技术方面的探讨、各种病变形态学特征的描述及辅助技术的应用,其中辅助技术可在细胞学样本中施行并可为病理学医生收集更多信息。而且,随着乳腺癌新治疗方法的进展,FNAC 越来越多地被用于确定与排除多灶性病变。腋窝淋巴结和远处病灶穿刺结合可以更快、更经济地获得疾病分期和最适合的治疗方案。FNAC 还用于获取细胞以评估指导治疗的分子标记,尤其是转移性病变。近年来,由于认识到 FNA 在乳腺癌评估中的重要性,WHO 乳腺肿瘤分类第 4 版有一个章节专门介绍了相关内容。

在卡罗林斯卡医学院再次介绍 FNAC 这种诊断方法 50 多年后,FNAC 仍是一种近乎完美的检查方法。它比较易于施行,不需要"高科技"设备;成本低,价格比开放式活检更为低廉;操作安全,可取得样本以保证在极短时间内做出诊断且准确性高。施行 FNA 和(或)CNB 要根据现有的一整套临床、放射科或病理学结果,以便我们可以利用这两种方法的优势。

希望读者们能在日常实践中使用这本书,这也是我们编写此书的初衷。也希望此书能成为常备工具书,为解决临床病例和帮助患者提供有用的信息。

Gary Tse

Puay Hoon Tan

Fernando Schmitt

致　谢

感谢实验室秘书、技术员、病理科医生等所有成员,尤其是:

香港中文大学病理解剖及细胞学系的倪韵碧和 Maribel Lacambra、波尔图大学分子病理学与免疫学研究所(IPATIMUP)的 Rene Gerhard,以及新加坡中央医院病理科细胞学室的全体工作人员。

同时感谢在此期间家人的理解和支持。

目　录

读者交流群使用说明

建议配合二维码使用本书

【本书特配线上资源】

读者群： 加入读者交流群，同本书读者交流阅读心得，分享乳腺病理相关知识，开拓视野，提升诊治水平。

【入群步骤】

▶ 微信扫描本页二维码

▶ 根据提示，加入交流群

▶ 群内回复关键词"读书心得"，分享读书体验

▶ 群内回复关键词"推荐读物"，获取相关图书信息

微信扫描二维码
加入读者交流群

乳腺的解剖及生理学

1.1 乳腺的解剖

有关乳腺的解剖已有详尽的阐述(Bannister,1995)。成人的乳腺为纤维脂肪器官,位于前上胸壁,从胸骨缘至腋前线,上起自第二肋骨,下至第六肋骨。腋尾部乳腺位于外上部分,可以沿着胸大肌的外缘被触及。女性乳腺构成女性的第二性征,为婴儿提供营养;而男性乳腺则静止于儿童期状态。乳腺下面是胸深筋膜,覆盖着胸大肌大部分及前锯肌。乳头是乳房前正中的突起,乳晕是围绕着乳头的环形区域。乳晕表面略粗糙,是因为该部位有乳晕腺,又称为蒙格马利腺(Montgomery gland),该腺体位于皮下,可以分泌脂质润滑乳头。乳晕中的平滑肌束可使乳头变硬,有助于婴儿吸吮。乳腺由15~20个腺叶构成,腺叶中有腺上皮组织及围绕着腺体的纤维结缔组织和叶间脂肪组织。纤维组织和脂肪的相对量决定非妊娠和非泌乳期女性乳房的大小和密度。乳腺的纤维结缔组织与胸筋膜相连,也发出纤维束连于皮肤和乳头。这些支持和固定乳房位置的纤维结缔组织称为 Cooper 韧带。每个腺叶又分成若干个乳腺小叶,每个乳腺小叶由腺泡和小乳管组成,多个小乳管汇集成小叶间乳管,多个小叶间乳管进一步汇集成一条

输乳管。输乳管有 15~20 条,开口于乳头。终末分泌小叶的数目和体积在不同个体之间,以及同一个体不同生命阶段变化显著,在生育年龄数目达到顶峰,而在妊娠及泌乳期发育完全。乳窦或壶腹指的是导管中短而膨胀的部分,位于乳头内部及深部,乳汁可能会储存其中。

1.2 乳腺生理学

1.2.1 发育

乳腺的发育始于妊娠第 15 周,表现为围绕在乳芽上皮茎周围的间质变得更为致密(Rosen,2009),并与真皮乳头层和网状层一同构成乳腺的纤维结缔组织。上皮茎发育成乳腺小叶导管系统。肌上皮细胞在妊娠23~28 周由基底细胞发育而成。间充质细胞在妊娠 20~32 周发育为脂肪。胎儿的乳腺发育依赖于生长因子和发育因子(如 Bcl2和睾酮)的联合作用。在妊娠的最后 3 个月,母系和胎盘的类固醇激素及催乳素会引起胎儿乳腺的分泌活动。出生后,新生儿可能会触及乳腺增大,但随着母体激素在婴儿血液中逐渐消失而缩小。在儿童期,乳腺保持在不活跃的状态,组织学表现为只有导管而没有小叶和腺泡分化。

在乳腺发育初期,青春期前由于内分泌激素水平变化会出现单侧或双侧乳腺增大。乳腺发育初期的乳腺结节会自发退缩。认知这种状态非常关键,因为外科手术切除将会导致乳腺缺如。组织学上,成熟期前的乳腺发育表现类似男性乳腺发育症,其特征为只有导管实性或微乳头增生而没有腺泡。细针穿刺细胞学(FNAC)通常表现为细胞稀少,少量双极间质细胞和黏液样物质背景中可见分散的良性双相型细胞团(图1.1)。

1.2.2　青春期及月经初潮

在青春期,雌激素和黄体酮呈周期性分泌,从而启动青春期乳腺的发育。雌激素、生长激素及糖皮质激素刺激导管生长,导管周围的间质发育也依赖于雌激素。小叶和腺泡的形成依赖于胰岛素、黄体酮及生长激素。小叶的生长和发育从青春期一直延续到成年,在妊娠和泌乳期进一步发育。

1.2.3　月经周期

在月经周期中,激素水平生理性变化会导致乳腺体积和坚韧度的变化。乳腺在月经中期和滤泡后期结节较少,是临床检查乳腺的最佳时间。影像学显示,乳腺在月经周期的滤泡期较黄体期质地疏松。乳腺在黄体期显得更为膨大,是由于间质含水量增加的缘故。

组织学显示,在月经周期的增生期,常伴随着乳腺上皮细胞核分裂及凋亡的增加,没有管腔形成和分泌活动。肌上皮细胞很难分辨,小叶间质非常致密。在滤泡期,乳腺显示核分裂活动下降,肌上皮细胞拥有透明细胞质而变得易于辨认。管腔清晰可见,小叶间的间质变得疏松。在黄体期,肌上皮细胞更为明显,细胞质由于糖蛋白聚集而变得透明。可以观察到中等程度的分泌活性。小叶间质水肿最为显著。月经期显著的特征为间质水肿消失,代之以炎症细胞在小叶内的浸润。腺腔可能变得模糊,缺乏核分裂活动。

乳腺上皮内的雌激素受体和黄体酮受体在月经周期内有所变化,雌激素受体和黄体酮受体分别在增生期和滤泡期表达最高(Silva等,1983)。也有研究报道,雌激素和黄体酮的表达在滤泡期达到高峰(Fabris等,

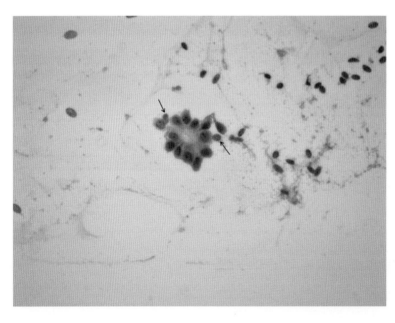

图1.1　正常乳腺腺泡是由导管上皮细胞及偶尔出现的肌上皮细胞(箭头)构成的花环状结构。背景中可见散在分布的双极裸核。

1987）。在月经周期前半期,31%的 FNAC 样本应用免疫组织化学可以检测到雌激素的表达;而在月经周期后半期的样本中却缺乏雌激素的表达(Markopoulos 等,1988)。同样,在乳腺癌中,雌激素受体在滤泡期表达率要高于排卵期和黄体期,而黄体酮受体在排卵期表达率要高于滤泡期和黄体期 (Pujol 等,1998),但是上述结果并无统计学意义,也未得到其他研究的证实(Markopoulos 等,1988;Weimer 和 Donegan,1987;Smyth 等,1988)。

1.2.4 妊娠及泌乳

妊娠会引起小叶腺泡肥大和增生,并伴随着分泌性变化,而该分泌性变化在乳腺可能并不均衡(Rosen,2009)。妊娠相关的增生在妊娠的最后 3 个月最为显著,表现为可触及的肿块,其组织学显示为哺乳期腺瘤。妊娠早期小叶开始增大,伴随着间质的减少。间质血管增多,炎症细胞浸润显著。在妊娠的 5~10 个月,小叶逐渐生长。镜下可以观察到导管上皮细胞变成空泡状,肌上皮细胞变得模糊。在明显扩张的小叶腺泡中,可以观察到分泌现象。间质减少(图 1.2)。该变化一直延续到哺乳期。妊娠或泌乳期乳腺的 FNAC 标本显示细胞学退行性变,表现为肌上皮细胞拥有空泡状核及明显的核仁,伴随的背景为脂蛋白类分泌物(图 1.3)。上皮细胞质固缩,而这些细胞质的变化,特别是有纤维腺瘤时偶尔会被过度诊断为非典型增生、可疑或恶性(图 1.4)。

哺乳期结束后,乳腺组织的复旧大约需要 3 个月。催乳素水平下降后,乳汁停止分泌。上皮细胞会发生去鳞化和吞噬现象,小叶的数目和腺泡减少。小叶间可见巨噬细胞。乳腺最终会恢复到原来纤维脂肪状态。

1.2.5 绝经期

乳腺在绝经期的变化是对雌激素和黄体酮水平下降而雄激素水平没有减少的反应(Rosen,2009)。小叶和腺泡的数目减少,上皮萎缩,伴随腺泡基底膜增厚且偶尔发生钙化。与妊娠期和哺乳期类似,该变化在整个乳腺中并不均一。肌上皮细胞相对来说不受绝经萎缩过程的影响,从而变得很突出。激素替代治疗会减轻这些变化。

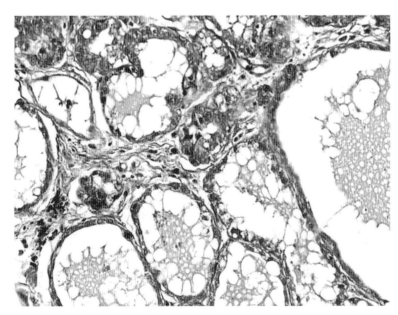

图 1.2　泌乳期改变。相应的组织学显示,扩张的腺泡被覆的细胞核大小不等,管腔内含有粉染物质。

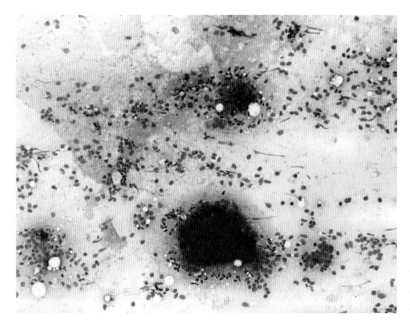

图 1.3　泌乳期改变。涂片显示黏附性上皮细胞团,脂蛋白背景中可见许多散在的裸核。

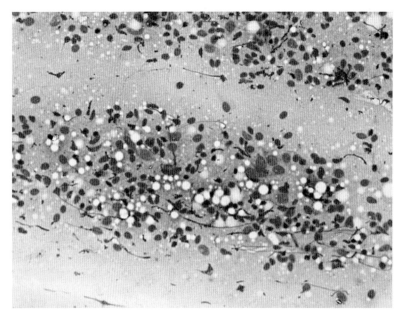

图 1.4　泌乳期改变。较高倍镜下显示这些散在的细胞核轻度增大、大小不一,并可见核仁。细胞质边界不清,脂蛋白背景中掺杂着一些碎屑。

(李忠武 译　曹箭 审)

参考文献

Bannister LH (1995) Integumental system: skin and breasts. In: Standrirng S (ed) Gray's anatomy. The anatomical basis of medicine and surgery, 38th edn. Churchill Livingstone, London

Fabris G, Marchetti E, Marzola A et al (1987) Pathophysiology of estrogen receptors in mammary tissue by monoclonal antibodies. J Steroid Biochem Mol Biol 27:171–176

Markopoulos C, Berger U, Wilson P et al (1988) Oestrogen receptor content of normal breast cells and breast carcinoma throughout the menstrual cycle. Br Med J 296:1349–1351

Pujol P, Daures JP, Thezenas S et al (1998) Changing estrogen and progesterone receptor content of primary breast carcinoma during the menstrual cycle and menopause. Cancer 83:698–705

Rosen PP (2009) Anatomy and physiological morphology. In: Rosen PP (ed) Rosen's breast pathology, 3rd edn. Lippincott Williams and Wilkins, Philadelphia

Silva JS, Georgiade GS, Dilley WG et al (1983) Menstrual cycle-dependent variations of breast cyst fluid proteins and sex steroid receptors in the normal human breast. Cancer 51:1297–1302

Smyth CM, Benn DE, Reeve TS (1988) Influence of the menstrual cycle on the concentrations of estrogen and progesterone receptors in primary breast cancer biopsies. Breast Cancer Res Treat 11:45–50

Weimer DA, Donegan WL (1987) Changes in estrogen and progesterone receptor content of primary breast carcinoma during the menstrual cycle. Breast Cancer Res Treat 10:271–278

第 2 章

乳腺病变的组织病理学基础

2.1 引言

乳腺疾病的临床表现可以多样,包括乳腺"肿块"、乳头溢液、疼痛和表面皮肤发红或腋窝淋巴结增大。现今,许多乳腺病变没有症状,只是在影像学检查、乳腺筛查或者外科手术切除其他病变时被偶然发现。通常,临床表现会给内在的病理学性质一些提示。一个孤立的乳腺肿块可以是良性或是恶性。典型的良性乳腺肿瘤不会与其下的组织固定,能在乳腺的软组织中自由移动,触诊及影像学检查显示圆形的边界。恶性肿瘤则与之相反,边界不规则,肿瘤与软组织和(或)皮肤粘连固定,触诊时肿块坚实或较硬。恶性乳腺肿物通常不痛,乳腺"肿块"触诊时呈多结节状,这是纤维囊性变和多发小囊腔造成的感觉。可能会有典型的与月经周期相关的疼痛。乳头溢液是不常见的报警症状,尤其是乳头溢液为血性时。乳头溢液可以是多个开口,也可以是单个开口。前者通常发生在乳腺弥漫性病变,如纤维囊性变,尤其是当分泌物在导管内聚集导致导管扩张时;而后者一般表现为导管内病变或呈导

管内生长方式。这种典型的例子是乳头状病变。良性(导管乳头状瘤)和恶性(乳头状癌)病变都会发生血性溢液。疼痛或被覆皮肤发红是急性乳腺炎症或脓肿的特征症状。罕见情况下,乳腺癌患者不表现为临床影像学乳腺肿块,而是表现为腋下淋巴结肿大;这样的病例被称为"隐性原发",必须认真寻找原发肿瘤。因为影像学上结构异常或钙化,越来越多的无症状乳腺病变被检出。病变包括从良性纤维囊性变、放射性硬化性病变和柱状细胞病变到非典型病变和肿瘤前驱病变[尤其是平坦上皮不典型性(FEA)或上皮非典型增生]到原位癌或小的浸润癌。

2.2 乳腺炎性病变

乳腺的炎症并不常见。乳腺炎可以分为急性及慢性炎症,急性炎症常与脓肿形成相关。急性炎症常发生于产后,是由泌乳的乳腺组织肿胀、导管易堵塞、分泌物浓缩造成的。此外,母乳喂养会引起乳头损伤和裂口,从而导致来自皮肤或吸乳婴儿口腔内细菌感染的风险增大,甚至导致乳腺脓肿形成。组织学镜下表现为急性炎症细胞的浸润,主要

为中性粒细胞在乳腺实质中的浸润。当有脓肿形成时，可见坏死碎屑和渗出物；同时，炎症反应会导致肉芽组织形成和坏死灶周围的纤维组织增生(图2.1)。导管扩张症是慢性炎症最常见的原因。在一些纤维囊性变的病例中，小叶分泌物聚集会引起部分阻塞或完全阻塞，导管发生扩张，形成囊腔，内容物外渗入乳腺实质，将会引发炎症反应。此类炎症为无菌性炎症，表现为慢性炎症，患者有时会表现为乳头溢液。组织学镜下变化包括淋巴细胞、浆细胞及组织细胞等慢性炎症细胞的浸润，偶尔可见肉芽肿。脂肪坏死是一种发生在乳腺的特殊炎症，与创伤或外科手术相关。外伤对乳腺组织的损害会引起脂肪细胞崩解，导致脂质释放到间质中，从而引发炎症反应。常见组织细胞吞噬脂质。同时有纤维组织的反应，导致致密瘢痕的形成，触诊时异常坚硬，与癌的临床表现类似。根据疾病不同的进展，脂肪坏死可表现为可触及的结节，或仅为局部的疼痛。当呈结节时，脂肪坏死触诊通常会很坚硬，也可能会引起皮肤收缩、增厚或活动受限。急性脂肪坏死超声检查显示某一区域的高回声，在回声区域可能会有中心性的病变。对于大部分长期存在的病变，脂肪坏死会形成界限清楚或不清的肿块影，可能会形成回声后的尾影。在乳腺影像学检查时，特别是伴有钙化或伴有毛刺的肿物时，脂肪坏死和癌难以鉴别。影像学检查时，脂肪的囊性变可以诊断为脂肪坏死。在隆乳术后也可以见到同样的改变，当隆乳手术中的物质渗入乳腺实质后，会引发类似的炎症反应。由特异性微生物引起的慢性乳腺炎比较少见，在这些微生物中，结核分枝杆菌引起的肉芽肿性乳腺炎可能最为常见，特别是在结核流行的地区。临床上，结核性乳腺炎表现为进行性增大的乳腺肿块。病变大小不一，可以表现为不活动肿块；影像学上表现为界限不清的肿块，与癌类似(Bakaris等，2006)。组织学镜下，结核性乳腺炎表现为上皮样组织细胞、浆细胞、淋巴细胞、嗜酸性粒细胞和多核巨细胞浸润；干酪样坏死可有可无。在部分病例，微生物学检查可以确诊；但对于微生物学检查阴性病例，特别是在结核病流行地区或者患

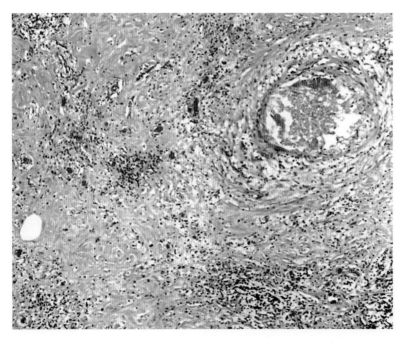

图2.1　血性背景中慢性炎症细胞浸润的乳腺组织。导管腔内同样可以看到炎症细胞的聚集。

者有相应临床症状时,诊断应该结合治疗的反应考虑。乳腺的另一类肉芽肿性炎症为非感染性,专业术语称为特发性肉芽肿性乳腺炎,其临床表现及影像学表现与结核性乳腺炎非常类似,二者容易混淆(Akcan 等,2006)。特发性肉芽肿性乳腺炎的诊断是建立在除外其他肉芽肿性炎症特别是结核的基础之上。组织学上,特发性乳腺炎与结核性乳腺炎非常类似,二者微弱的区别在于特发性肉芽肿性乳腺炎镜下浆细胞多见,而结核性乳腺炎嗜酸性粒细胞和坏死多见(图 2.2)。

2.3 乳腺良性病变和乳腺良性肿瘤

乳腺纤维囊性变是最常见的乳腺良性病变。临床表现各异,可无症状或表现为与月经周期相关的乳腺疼痛。组织学上,许多疾病均可见纤维囊性变,包括上皮化生、良性增生、腺病、囊肿形成、炎症及纤维化(图 2.3)。大汗腺化生常见于纤维囊性变。大汗腺化生细胞具有丰富的嗜酸性细胞质,电镜下可见丰富的线粒体。大汗腺化生细胞可沿着囊壁分布, 囊液通常为清亮的浆液性液体,有时也会呈血性。可见到不同程度的增生上皮,但多数情况下是轻到中度富于细胞的上皮增生和柱状细胞病变,后者与钙化相关。由于纤维囊性变为最常见的良性病变,文献中有许多中心 FNAC 大样本的报道。第 6 章将对临床、影像学、病理学及细胞学特征进行详尽的讨论。

硬化性腺病是一种乳腺增生性病变,临床表现为与周围结构紧密粘连的不规则质硬肿块,影像学上同样表现为明显的结构变形,使其难以与癌相鉴别。组织学镜下表现为在致密的纤维化间质中,小导管上皮和肌上皮细胞增生。随着时间的推移,致密的纤维化或硬化压迫导管导致结构的改变 (图 2.4)。组织学上仔细观察良性导管上皮、识别完整或变薄的肌上皮,以及明智地应用免疫组织化学的方法来识别肌上皮都有助于明确诊断。

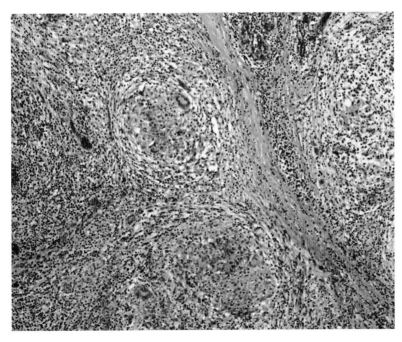

图 2.2　肉芽肿性乳腺炎表现为完整的肉芽肿结节,而该肉芽肿由上皮样组织细胞及偶尔出现的朗格汉斯巨细胞构成。未见干酪样坏死。背景中淋巴细胞浸润不明显。

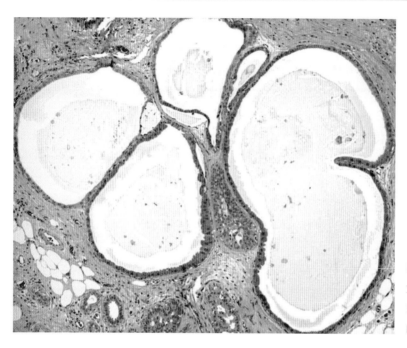

图 2.3   纤维囊性变伴有大汗腺囊肿形成,相邻导管内上皮轻度增生。可见完整的肌上皮细胞层。

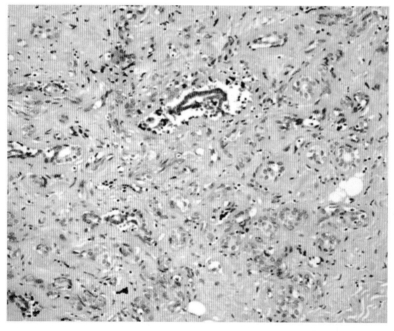

图 2.4   伴有小叶间纤维化的硬化性腺病,上皮结构受压造成假浸润的生长方式。

其他病变包括盲管腺病(柱状细胞病变)、微腺型腺病、大汗腺腺病、结节性腺病。这些内容将在第 6 章中详述。

纤维腺瘤可能是乳腺最为常见的良性肿瘤,表现为孤立的、无痛性的、可移动的、界限清楚的结节。多灶性的病变并不常见。在移植患者中应用免疫抑制剂环磷酰胺可导致纤维腺瘤的发病风险增大。组织学大体检查可见纤维腺瘤呈卵圆形,质韧,界限清楚。切面淡灰色,可以呈分叶状。镜下表现为上皮和间质增生,从而可以形成管周或管内型的表现形式,前者由间质围绕导管而形成,后者则由于间质增生压迫导管而形成裂隙状的结构(图2.5)。这些形态学变化与预后无关。偶尔出现间质巨细胞浸润、黏液变、营养不良性钙化及其他类型的间质化生。复杂性纤维腺瘤是指囊腔直径大于3mm,出现硬化性腺病、上皮钙化或大汗腺乳头状化生表现,这一类型的纤维腺瘤比普通型纤维腺瘤进展为癌的风险略高(1.6倍)。纤维腺瘤为良性,大多数病例在手术切除后不再复发。

错构瘤表现为柔软的可触及肿块及乳腺不对称性,通常表现为圆形或卵圆形,分叶状肿块。组织学表现为由不同比例的导管、小叶、小叶间纤维化、平滑肌及脂肪组织构成(Tse等,2002)。错构瘤是良性肿瘤,很少复发(图2.6)。

糖尿病性乳腺病是乳腺的一种炎症性病变,特征为小叶及血管周围淋巴细胞的浸润。该类疾病通常发生于25~60岁女性,多表现为肿块。该特征与胰岛素依赖性糖尿病及其他自身免疫性疾病(也称之为硬化性淋巴细胞小叶炎)相关。影像学特征迥异,乳腺造影显示非特征性肿块,肿块有致密的间质,有时会表现为不均匀的质地,偶尔会表现为界限清楚的肿块。超声表现为低回声肿块。组织学镜下可见小叶、导管和血管周围淋巴细胞及浆细胞聚集。小叶间间质表现为纤维化,常常伴有丰富的上皮样成纤维细胞浸润。在间质中,可见瘢痕样纤维化。

叶状肿瘤是一种并不常见的纤维上皮性肿瘤,大体上类似于纤维腺瘤。叶状肿瘤患者通常比纤维腺瘤患者发病年龄大,临床表现为肿块迅速增大。多发和累及双侧乳腺的情况少见。叶状肿瘤影像学表现为圆形、伴有裂隙或压缩囊壁的肿块,偶尔可见粗颗粒钙化。组织学大体表现为界限清楚、质地致密、呈膨胀性生长的肿块,切面呈肉质,弯曲类似树叶分支或出芽状,可见出血或坏死。镜下可见导管上皮细胞明显的管内生长方式,以叶状形式伸向管腔。上皮细胞形态良性,有完整的肌上皮将上皮和间质分开。间

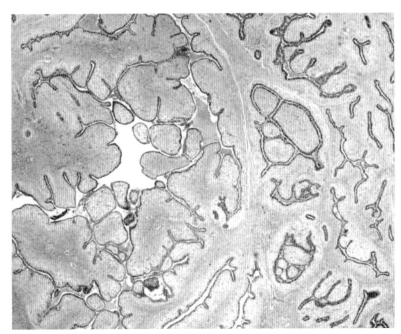

图 2.5　纤维腺瘤表现为间质的增生和膨胀,通常细胞密度较低,导管成分有时会形成小管内结构,类似"树叶分支"的形态。

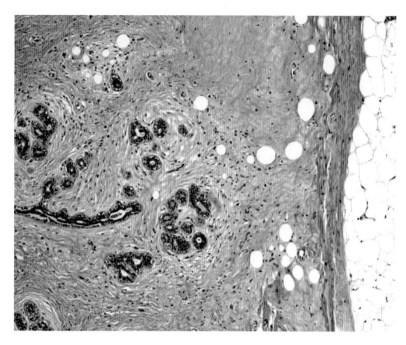

图 2.6　错构瘤为圆形，纤维间质中可见被包绕的脂肪细胞。还可见小叶间纤维化。

质比纤维腺瘤细胞丰富，可显示病变中区域性的变化。常见间质细胞呈良性表现，核分裂象稀少（图 2.7）。间质部分有时表现为细胞密度较低、玻璃样变或黏液变。一些叶状肿瘤显示间质细胞的异型性和多形性、核分裂象增加、间质过度生长及周围浸润，此种情况被认为是交界性或低度恶性叶状肿瘤。恶性叶状肿瘤生物学行为类似肉瘤而非癌，在肉瘤章节会有更深入的讨论。多数叶状肿瘤镜下表现良性。叶状肿瘤预后与组织学分级相关。少部分良性叶状肿瘤会复发，但不会转移。恶性叶状肿瘤包括交界性或低度恶性叶状肿瘤，可以复发也可以转移，特别是后者更为常见（Tse 和 Tan，2005）。

乳头状瘤可以分为单发或多发。单发的乳头状瘤通常位于乳头下方，多发的乳头状瘤多位于乳腺周边。前者多表现为乳头溢液，而后者通常无症状。乳腺影像学检查显示单发的乳头状瘤呈单一的肿块，多发的则呈多结节状或钙化。超声检查中可以清楚看到其囊肿结构，在可触性病变中更为明显。组织学镜下特征为扩张的导管中可见树枝状生长的被覆上皮细胞和肌上皮细胞的纤维血管轴心（图 2.8a）。上皮细胞呈良性，可见大汗腺化生或鳞状化生细胞。表面上皮细胞的增生较为常见，特别是旺炽性，会导致复杂的结构及管腔的堵塞（图 2.8b）。纤维血管轴心可能会显示硬化的改变，从而导致导管上皮受压或陷入，类似浸润的表现。残存肌上皮及陷入的导管上皮细胞无异型性，有助于我们与恶性肿瘤相鉴别（Mulligan 和 O'Malley，2007）。总体而言，乳头状瘤为良性病变，轻度增加乳腺癌的发病风险，多发乳头状瘤较单发乳头状瘤趋势更为明显（Lewis 等，2006）。

2.4　上皮细胞增生性病变

微腺型腺病是一种不常见的乳腺腺体增生，增生的导管覆以单层上皮细胞而缺乏肌上皮（图 2.9）。在病变中，上皮细胞组成不规则的管腔，而这些上皮细胞形态上为良性。尽管缺乏肌上皮，但这些上皮细胞构成的

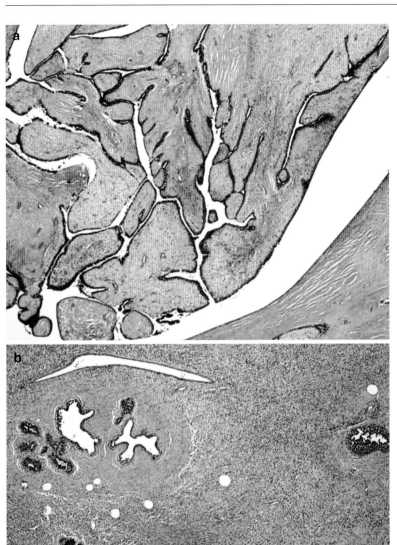

图 2.7 (a)良性叶状肿瘤表现为树叶分支状,间质细胞密度变化差异较大,表面被覆良性上皮。(b)良性叶状肿瘤的高倍镜下观,表现为间质膨胀性生长。细胞密度中等。

管腔仍然有完整的基底膜。以前微腺型腺病被认为是良性的(Millis 和 Eusebi,1995)。然而,最近的研究发现,微腺型腺病可能是三阴性乳腺癌非特异性的癌前病变。

柱状细胞病变及柱状细胞增生是另一类乳腺上皮性病变。其特征为肿物触诊不明显,临床偶然发现或乳腺成像时由于相关的钙化而被发现。镜下,此类疾病显示结构完好的小叶,该小叶常伴有腺泡扩张。管腔的细胞为柱状上皮,常表现为顶端突起。扩张的管腔内可见绒毛状物质,并且常与钙化相关(图 2.10)。当只有 1~2 层上皮细胞时,称之为柱状上皮病变;而当上皮细胞超过两层时,称之为柱状细胞增生。术语平坦上皮不

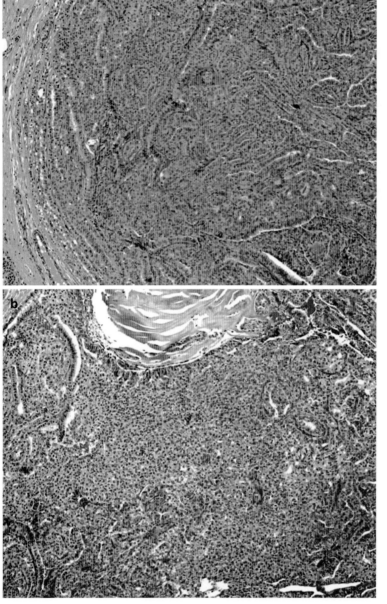

图 2.8　(a)良性乳头状瘤，表现为纤维血管轴心的网状结构，表面被覆良性的导管上皮细胞。病变呈圆形，生长于大的导管内。(b)良性乳头状瘤，伴有上皮增生呈实性的区域。增生的上皮细胞核呈梭形，流水样排列，此为旺炽性上皮增生的特征。

典型性(FEA)特指上皮细胞显示细胞中度异型性（图 2.11）。有些研究建议至少某些FEA 代表癌前病变或低级别导管原位癌(DCIS)，但是局部复发或进展为浸润癌的概率非常低(Schnitt, 2003)。

　　上皮细胞增生指局限在导管及小叶内的增生。一般来说，上皮增生可分为普通型增生或非典型增生。有趣的是，普通型增生仅用于描述导管形态学（导管内增生、上皮增生、普通型增生或普通型导管增生），而上皮非典型增生则可用于描述导管和小叶形态学[非典型导管增生(ADH)或非典型小叶增生(ALH)]。

　　普通型导管增生可能在大小和程度上

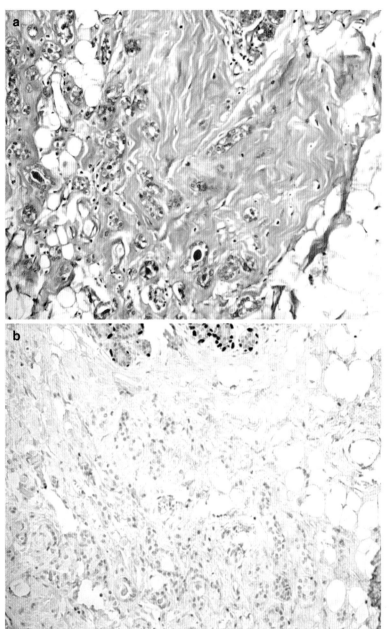

图 2.9　(a)微腺型腺病表现为小管在乳腺间质中浸润，小管由良性上皮细胞组成，伴有圆形的管腔。管腔内可见嗜酸性物质。(b)微腺型腺病免疫组织化学染色 p63 显示小管周围缺乏肌上皮层(终末导管小叶单位有完整的肌上皮层)。

有所不同，在形态学上有时与低级别 DCIS 相似，但是病变不会进展。普通型导管增生的病变范围会由轻度上皮增生到旺炽性导管增生，轻度上皮增生的上皮细胞增加到 2~4 层，而旺炽性导管增生的上皮细胞呈实性巢状，导管腔闭塞，从而形成裂隙状外周不规则的第二管腔。上皮细胞多数情况下核

为卵圆形，不规则流水样排列(图 2.12)。可见大汗腺化生。

　　ADH，按照严格的诊断标准，与癌症的高度发病风险相关(Page 和 Rogers，1992)。ADH 与低级别 DCIS 鉴别诊断仍有争议且缺乏诊断标准，有些学者报道，病变累及的导管不超过 2 个或病变范围不超过 2mm 提示为 ADH

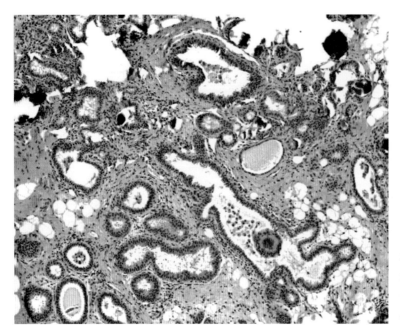

图 2.10　柱状细胞病变,表现为导管扩张,细胞呈柱状细胞形态,并见顶浆分泌胞突,管腔内可见絮状物质和钙化。

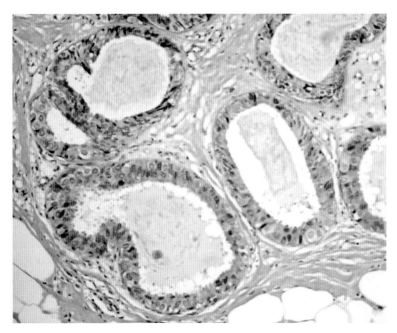

图 2.11　平坦上皮不典型性表现为扩张的腺泡,其中含有分泌物。空隙中覆以 1~2 层柱状上皮细胞,有顶端突起,细胞核形态单一。细胞核表现类似于 ADH 或低级别 DCIS。

(Page 和 Rogers,1992;Tavassoli 和 Norris, 1990)。总体而言,ADH 的组织学特征可以被当作是小的低级别 DCIS (图 2.13)。尽管 WHO 达成共识建议将 2mm 作为区别 ADH 和低级别 DCIS 的临界值,但是最终的临界值仍未确定(Lakhani 等,2012)。

2.5 乳腺恶性肿瘤

2.5.1 原位癌

随着乳腺成像技术的不断应用,越来越

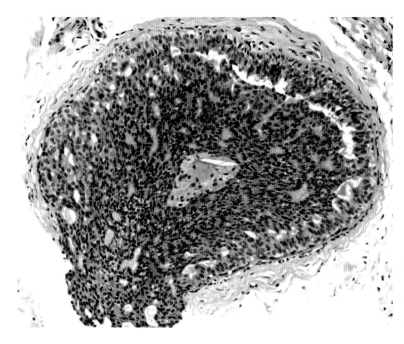

图 2.12 旺炽性上皮增生表现为上皮增生引起导管腔的扩张，上皮细胞核呈流水样排列，形成不规则的、裂隙状的第二管腔。

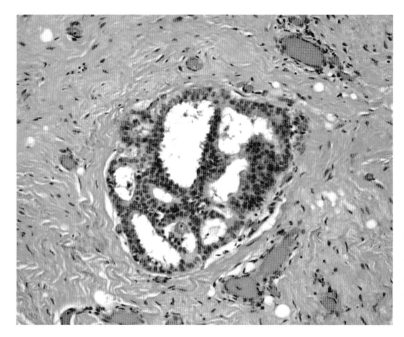

图 2.13 非典型导管增生表现为导管上皮单一形态的增生，形成筛状结构。细胞形态学单一，组织结构类似低级别导管原位癌。

多的不能触及的导管原位癌(DCIS)得以诊断。以前基于结构的经典分类目前已经不再被人们所接受。目前，新分类/分级把核级作为确定 DCIS 的特征之一。其他可应用的组织学特征包括坏死和肿瘤细胞有极性——肿瘤细胞核围绕管腔呈玫瑰花或筛状结构(Silverstein

等,1995;Holland 和 Hendricks,1994)。

高级别 DCIS 易与良性病变相鉴别，扩张的导管内可见高度多形性的肿瘤细胞，伴有中心的粉刺样坏死。坏死碎屑中的钙化在乳腺影像学上呈特征性的铸形或分支状表现 (图 2.14)。导管明显扩张使病变可被触

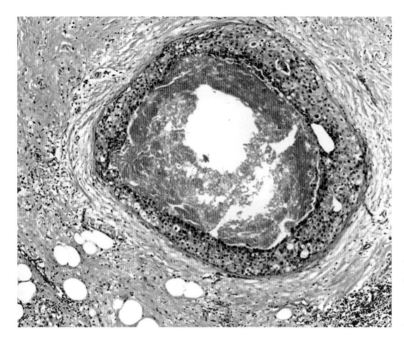

图 2.14　高级别导管原位癌肿瘤细胞伴有高度异型性,肿瘤细胞位于导管内,并引起导管扩张,可见中央粉刺状坏死。

及。另一方面,低级别 DCIS 则表现为核均匀一致,有时与良性上皮增生难以鉴别。常见排列形式有筛状(肿瘤细胞增生几何状突入管腔内)和微乳头状(无纤维血管轴心的增生肿瘤细胞伸入管腔内)(图 2.15)。实性型 DCIS 并不常见。导管的管腔内可见分泌物,

勿与坏死相混淆。如果出现钙化,一般与分泌相关,通常体积较小,呈圆形和沙砾样。中等级别 DCIS 通常表现为介于高级别和低级别病变之间的特征。

小叶原位癌有时与非典型小叶增生(ALH)相伴随,统一归入小叶瘤变范畴内。

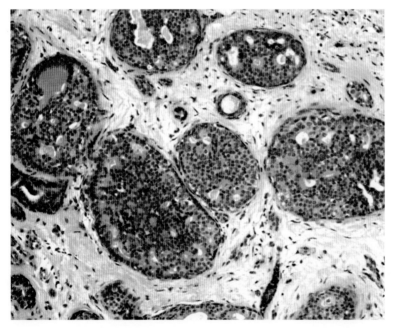

图 2.15　低级别导管原位癌显示单一的肿瘤细胞,导管腔扩张,形成具有几何形状的筛状结构。

两者小叶结构均保持完整,单独的腺泡增大并与闭塞的管腔同时扩张。肿瘤细胞小而一致,病变范围通常比导管病变小,核浆比例高,核轻度异型,核分裂象少见,偶尔有细胞质空泡(图 2.16)。钙化较导管病变少见。ALH 与小叶原位癌的鉴别特征尚无明确定义,前者小叶扩张通常不常见,即使小叶扩张,其程度也较轻,而且病变多限于导管-小叶单位的一部分。

2.5.2 乳头状癌

乳头状癌是不常见的恶性病变,代表着几种不同形态学表现,所有类型都有乳头状结构,特征为纤细的纤维血管轴心表面被覆以增生的上皮细胞。伴有 DCIS 的乳头状瘤和囊内乳头状癌是恶性乳头状病变的常见类型。乳头状瘤伴有 DCIS,通常在良性乳头状瘤内出现局灶性非典型上皮细胞增生。此种现象并不少见,而局灶性非典型上皮细胞通常具有非复杂性 ADH 或低级别 DCIS 的组织形态学特征(图 2.17)。区分伴有 ADH 的乳头状瘤和伴有 DCIS 的乳头状瘤比较武断,一般采用 3mm 大小作为标准。如果非典型病灶超过 3mm,病变应诊断为伴有 DCIS 的乳头状瘤;如果病变为 3mm 或更小,则应诊为伴有 ADH 的乳头状瘤(Page 等,1996)。

囊内或包裹性乳头状癌很少见,通常发生在年龄较大的女性,表现为乳腺肿块。显微镜下主要表现为乳头状,少数表现为筛状或微乳头状。肿瘤的特征是外面的肌上皮细胞层缺失及纤细的乳头轴心(Collins 等,2006)(图 2.18)。囊内乳头状癌预后好,患者结局好于混合型囊内乳头状/非乳头状肿瘤(Cater 等,1983;Lefkowitz 等,1994)。大多数学者推荐采用与原位病变类似的治疗方案。

2.5.3 浸润癌

浸润性乳腺癌分类是基于其组织学特征,这一分类也反映了其临床行为。发病率随患者年龄增大而增加,家族史是最常见的危险因素之一。临床表现为界限不清的肿块,有时与皮肤或下方的肌肉组织粘连。

最常见的类型是非特殊型浸润性导管癌(IDC,NOS)。肿瘤大小不一,可见钙化。通常

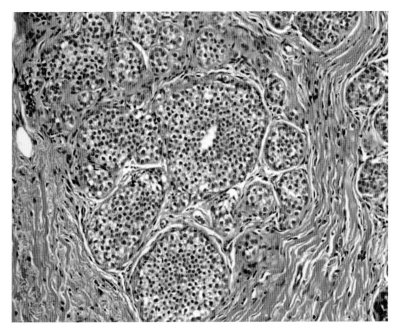

图 2.16　小叶瘤变表现为单一形态的肿瘤细胞增生导致腺泡扩张,肿瘤细胞小且呈圆形,细胞核无异型,呈实性生长。

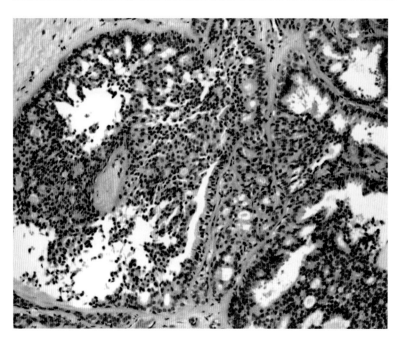

图 2.17 乳头状瘤伴有非典型导管上皮增生。有的区域非典型导管增生可从乳头状纤维血管间质轴心脱落下来。非典型导管上皮增生的经典形态学特征是圆形细胞构成几何状结构。

质硬、纤维化或放射状。肿瘤组织学上变化很大,可从低级别肿瘤(表现为轻度多形性肿瘤细胞排列成腺管状,核分裂活性低)到高级别肿瘤(表现为高度多形性肿瘤细胞排列成实性片状和团状,核分裂活性高,大量肿瘤坏死)(图 2.19)。大多数 IDC 可根据腺管形成、核多形性和核分裂数目这三个镜下特征分级。高级别癌的肿瘤细胞通常排列成片状或黏附性差、很少有腺管形成,而低级别癌表现为明显的腺管形成。核形态根据核大小、核边缘规则程度、染色质深染和核仁突出进行评估。核分裂象通常计数 10 个高倍视野,还要考虑到显微镜高倍视野的大小。这三种因素的综合评分反映了肿瘤的分级和预后。而且激素受体评估在肿瘤评估中也非常重要。ER、PR 和 HER2 蛋白表达常规通过免疫组织化学方法检查,结果对预后和疗效预测有显著意义。表达激素受体的肿瘤预后较好,激素治疗疗效好,而表达 HER2/neu 的肿瘤预后差,但可能对特异性的抗 HER2/neu 靶向治疗有效。

浸润性小叶癌占所有浸润性乳腺癌的 5%~10%。在乳腺造影中通常表现为低密度的不规则增厚,无钙化影。肿瘤可以非常小且边界欠清晰,肿瘤细胞小而易漏诊,细胞质较少。肿瘤无明显排列,多形成条索或队列状分布(图 2.20)。肿瘤细胞表现为上皮钙黏蛋白(E-cadherin)的缺失,上皮钙黏蛋白是细胞间的一种黏附分子,其缺失可以通过免疫组织化学进行检测,故而在诊断中加以应用。上皮钙黏蛋白在浸润性小叶癌中的表达缺失也证实了上皮钙黏蛋白-连接蛋白复合体完整性的破坏。浸润性小叶癌预后是否比浸润性导管癌差,目前存在争议,许多研究得出了相反的结论。然而,有研究报道,浸润性小叶癌患者对侧乳腺发生浸润癌的风险大大增加。

小管癌是一种少见的乳腺肿瘤,在所有肿瘤中所占比例低于 3%。许多肿瘤在体检中偶然发现,乳腺影像学特征为一个不规则的可疑肿块,通常缺乏钙化。肿瘤体积较小,组织形态学特征为:成角的小管包埋于促纤

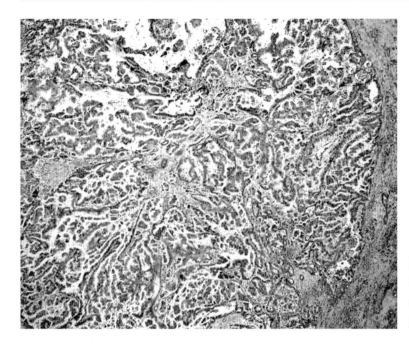

图 2.18　囊内乳头状癌表现为一个圆形瘤体内有纤细的纤维血管轴心，缺乏最外层的肌上皮细胞层。

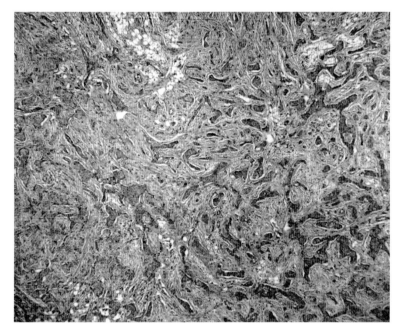

图 2.19　浸润性导管癌表现为形态不规则的肿瘤细胞群在硬化性间质中的浸润，缺乏正常导管-小叶结构。

维结缔组织增生的间质中（图 2.21）。小管癌是一种高分化的肿瘤，在细针穿刺或活检标本中易被误诊为良性病变。缺乏肌上皮可以帮助确诊。很少发生淋巴结转移，5 年生存率高于 90%。

黏液癌多见于绝经期女性，临床表现为可触及的肿块。肿瘤通常界限清楚，常伴有影像学可检测到的钙化。总体而言，可观察到胶样的外观。镜下，肿瘤细胞通常排列成腺管状、团状及片状，漂浮在黏液湖中。肿瘤细胞具有嗜酸性的细胞质，核级别较低，核分裂较少。肿瘤细胞数量变化较大，某些富

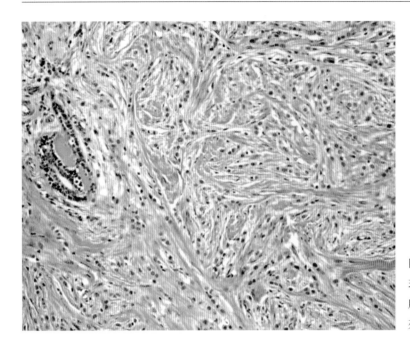

图 2.20 浸润性小叶癌表现为黏附性较差的小而圆的肿瘤细胞在纤维间质中呈队列状分布。

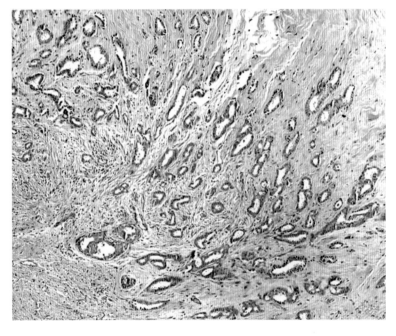

图 2.21 小管癌肿瘤细胞异型不明显，排列成管状并具有宽阔的管腔。恶性小管癌缺乏肌上皮细胞，排列成不规则星芒状结构。小管间的间质为致密的纤维组织。

含细胞的肿瘤有时会表现为神经内分泌分化(图 2.22)。而且神经内分泌分化与组织学和免疫组织化学参数有关。为了与良性黏液囊肿性病变相鉴别，出现恶性肿瘤细胞是必要条件。一般而言，黏液癌的预后较好，多数被诊断为 I 或 II 级，5 年存活率约 90%。

髓样癌具有独特的形态学表现。大体上，肿瘤具有清晰的边界，质地柔软且呈鱼肉样，可能会与纤维腺瘤相混淆，切面灰色实性。肿瘤细胞呈合体样生长方式，具有推挤性边缘，周围伴有显著的淋巴和浆细胞浸润(图 2.23)。形态学表现为高级别的肿瘤细

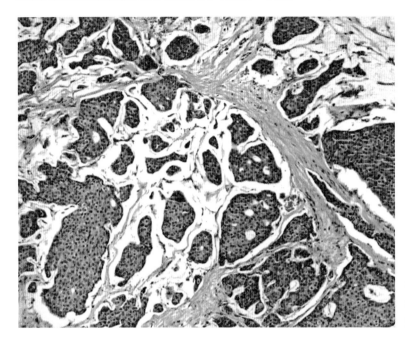

图 2.22　黏液癌表现为细胞外聚集的大片状黏液湖中呈片状分布的低级别恶性肿瘤细胞。

胞，核分裂象每 10 个高倍视野大于 20 个。髓样癌也见于伴有 BRCA1 基因突变相关的乳腺癌中。但不应该把所有 BRCA1 基因突变相关的乳腺癌均称为髓样癌。此种形态学特征应该提示寻找是否有家族性的遗传背景，特别是当患者为年轻女性时。BRCA1 基因是一个非独立性的预测无复发风险的因素，其改变可能在乳腺癌的发生发展中发挥一定作用(Rakha 等，2008)。肿瘤细胞通常 ER、PR、HER2 阴性表达。

化生性癌包括一系列多样成分混杂的少见肿瘤，病理学家用以描述兼具上皮和间

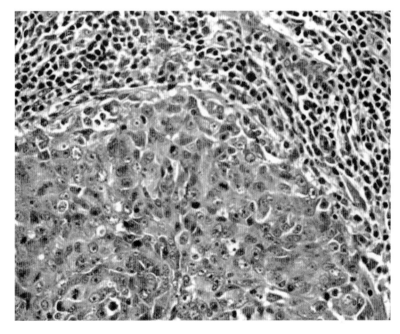

图 2.23　髓样癌的特征为圆形，周围伴有大量的淋巴细胞浸润。肿瘤细胞呈片状排列，核高级别，多形，核分裂象活跃。

叶特征的乳腺癌。总体而言,此类肿瘤占所有浸润性乳腺癌的1%以下。此类肿瘤体积通常大于其他类型肿瘤,肿瘤大体上形状及表面界限不清。恶性鳞状细胞和腺体是最常见的组织学成分,且与梭形细胞混杂在一起(图2.24)。此类肿瘤会根据上皮细胞或间质细胞的优势成分进一步分类。通常预后很差,复发和转移常见。

浸润性微乳头状癌大约占所有浸润性乳腺癌的2%,预后差。肿瘤细胞呈管样结构,巢状分布,周围有非常清晰的空隙,这些空隙可能与组织收缩造成的人工假象有关。管样结构缺乏真正的纤维轴心,表现为肿瘤细胞的极向倒置(管腔标志物分布在腺体岛的外缘)(图2.25)。肿瘤以组织学3级为主,淋巴管侵犯和淋巴结转移率非常高。

嗜酸性颗粒状的细胞质是大汗腺癌的显著特征(图2.26)。该类肿瘤是一种不常见的肿瘤,肿瘤细胞表现为常见的管状或实性排列方式。同样,大小、级别、淋巴结分级与浸润性导管癌相同。肿瘤细胞雄激素受体(AR)及 GCDFP-15 阳性。

炎性乳腺癌是一种临床描述,主要表现为皮肤的红、热及水肿。该类肿瘤与感染相似,短时间内药物治疗可能有效,临床需加以警惕。预后较差并常伴有皮肤淋巴管侵犯。

乳腺血管肉瘤是一种起源于血管的肿瘤,大体上表现为边界不清且伴有出血的肿块。老年患者多是继发于之前乳腺癌导致的慢性淋巴管水肿或放疗。镜下可见成血管细胞及伴有异型性的内皮细胞丛。坏死和出血常见于侵袭性肿瘤(图2.27)。

恶性叶状肿瘤与良性肿瘤的鉴别是基于间质成分的镜下特点。间质富含细胞、过度生长、异型性及每10个高倍视野核分裂象为10个或更多是恶性叶状肿瘤的特征,该肿瘤还同时表现出周围浸润(图2.28)。对于该类肿瘤的处理比较困难,一旦恶性诊断确立,大多数外科医生将采取乳腺全切术,复发率和转移率也会增加。

当遇到乳腺转移癌时,全面了解临床病史避免误诊就变得非常重要。肿瘤呈小结节,镜下显示出可疑的不同于乳腺常见病变

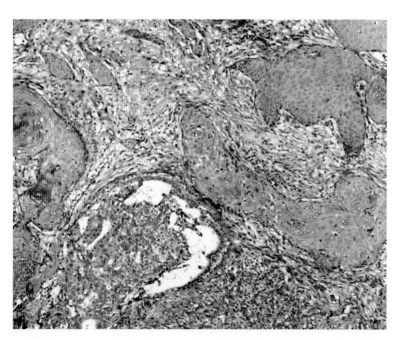

图 2.24 化生性癌显示鳞状细胞癌和导管癌成分混合存在,介于两者之间的区域表现为梭形细胞的增生。

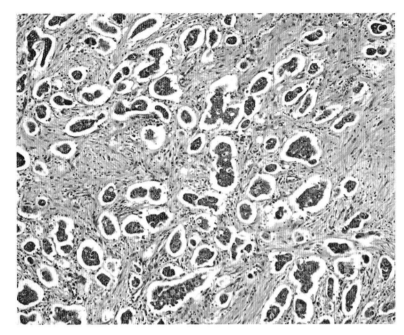

图 2.25 浸润性微乳头状癌表现为圆形的肿瘤细胞群,周围伴有透明空晕。

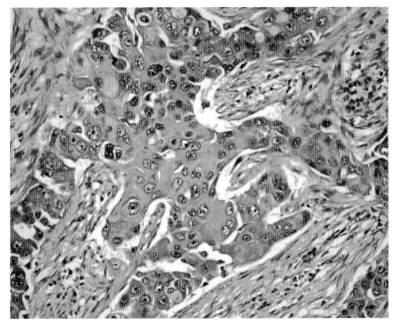

图 2.26 大汗腺癌肿瘤细胞的特征性表现为丰富的嗜酸性颗粒状的细胞质。

的形态结构。乳腺最常见的转移性肿瘤是肺癌和恶性黑色素瘤。肿瘤细胞通常呈高级别或间变的形态, 使其很难判断出组织学来源。如果出现原位癌,可能会提示乳腺原发, 但是没有原位癌也不能排除乳腺原发。应用特异性标志物对于识别肿瘤组织学来源非常有帮助,例如 TTF-1 在诊断转移性肺腺癌中的应用(图 2.29)。

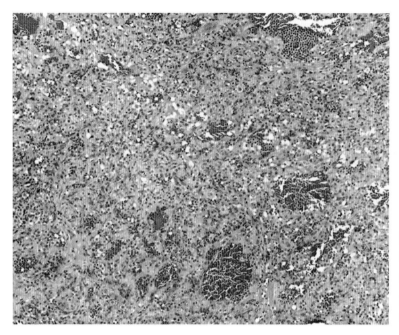

图 2.27　血管肉瘤表现为恶性梭形肿瘤细胞具有中度细胞核异型，肿瘤细胞构成大小、形状各异的管腔，部分管腔充满血液。

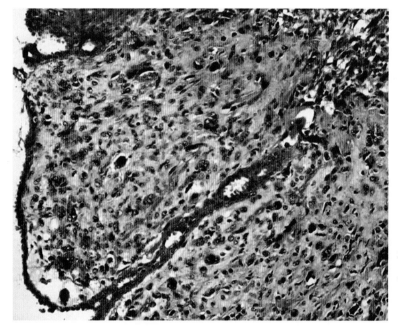

图 2.28　恶性叶状肿瘤显示高度多形性的恶性间质细胞，这些怪异细胞紧邻良性的导管上皮。恶性间质细胞中可见不典型核分裂象。

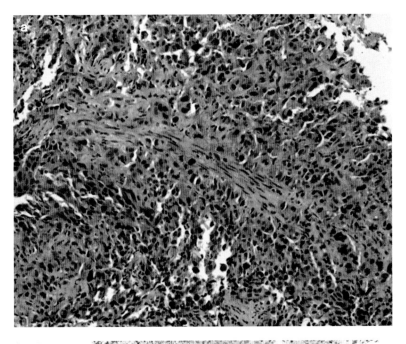

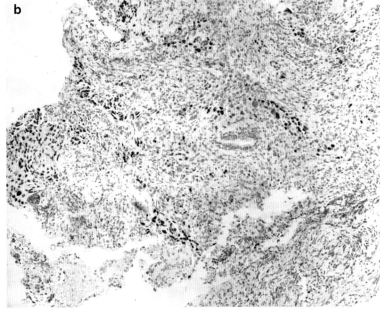

图 2.29　(a)乳腺肿瘤结节中的高级别恶性肿瘤细胞。肿瘤细胞核深染，细胞质中等量。(b)同一肿瘤显示免疫组织化学 TTF-1 阳性，确定是原发于肺的肿瘤转移。

(李忠武 译　曹箭 审)

参考文献

Akcan A, Akyildiz H, Deneme MA et al (2006) Granulomatous lobular mastitis: a complex diagnostic and therapeutic problem. World J Surg 30:1403–1409

Bakaris S, Yuksel M, Ciragil P et al (2006) Granulomatous mastitis including breast tuberculosis and idiopathic lobular granulomatous mastitis. Can J Surg 49:427–430

Carter D, Orr SL, Merino MJ (1983) Intracystic papillary carcinoma of the breast after mastectomy, radiotherapy or excisional biopsy alone. Cancer 52:14–19

Collins LC, Carlo VP, Hwang H et al (2006) Intracystic papillary carcinoma of the breast: a re-evaluation using a panel of myoepithelial markers. Am J Surg Pathol 30:1002–1007

Holland R, Hendricks J (1994) Microcalcifications associated with ductal carcinoma in situ: mammographic-pathologic correlations. Semin Diagn Pathol 11:

181–192

Lefkowitz M, Lefkowitz W, Wargotz ES (1994) Intraductal (intracystic) papillary carcinoma of the breast and its variants: a clinicopathologic study of 77 cases. Hum Pathol 25:802–809

Lewis JT, Hartmann LC, Vierkant RA et al (2006) An analysis of breast cancer risk in women with single, multiple, and atypical papilloma. Am J Surg Pathol 30:665–672

Millis RR, Eusebi V (1995) Microglandularadenosis of the breast. Adv Anat Pathol 2:10–18

Mulligan AM, O'Malley FP (2007) Papillary lesions of the breast: a review. Adv Anat Pathol 14:108–119

Page DL, Rogers LW (1992) Combined histologic and cytologic criteria for the diagnosis of mammary atypical ductal hyperplasia. Hum Pathol 23:1095–1097

Page DL, Salhany KE, Jensen RA et al (1996) Subsequent breast carcinoma risk after biopsy with atypia in a breast papilloma. Cancer 78:258–266

Rakha EA, El-Sheikh SE, Kandil MA et al (2008) Expression of BRCA1 protein in breast cancer and its prognostic significance. Hum Pathol 39:857–865

Schnitt SJ (2003) The diagnosis and management of pre-invasive breast disease: flat epithelial atypia classification, pathologic features and clinical significance. Breast Cancer Res 5:263–268

Silverstein MJ, Poller DN, Waisman JR et al (1995) Prognostic classification of breast ductal carcinoma in situ. Lancet 345:1154–1157

Simpson JF, Schnitt SJ, Visscher D et al (2012) Atypical ductal hyperplasia. In: Lakhani SR, Ellis IO, Schnitt SJ, et al (eds) WHO Classification of Tumours of the Breast. IARC Press, Lyon. p. 88

Tavassoli FA, Norris HJ (1990) A comparison of the results of long term follow up for atypical intraductal hyperplasia and intraductal hyperplasia of the breast. Cancer 65:518–529

Tse GM, Tan PH (2005) Recent advances in the pathology of fibroepithelial tumours of the breast. Curr Diagn Pathol 11:426–434

Tse GM, Law BK, Ma TK et al (2002) Hamartoma of the breast: a clinicopathological review. J Clin Pathol 55:951–954

第 **3** 章

乳腺穿刺技术

3.1 引言

细针穿刺细胞学(FNAC)被认为是一种微创、费用低廉、诊断准确性高的技术,与目前诊断程序复杂、医疗设备昂贵、医疗服务费用高的趋势正好相反 (Arkoumani 和 Wells,2006)。FNAC 安全、可快速出报告,并且对恶性肿瘤诊断敏感性和特异性高。此外,该技术几乎不需要设备,患者仅有轻微不适,门诊即可操作,可减少床位占用和手术探查率。穿刺在普通诊室或患者床旁即可施行。术中或术前穿刺可以避免组织冰冻切片或组织学检查,而这是传统"两步外科手术"的第一步。需要强调的是,穿刺技术需要实践和技术,结果的判读也需要经验。FNAC 有多步骤操作,当同一操作步骤由同一人(病理医生)实施时,最终结果会更好(Stanley 和 Lowhagen,1993)。如果正确施行,在所有需要进行形态学诊断而获取标本的方式中,FNAC 是最安全的。

3.2 乳腺 FNAC 在临床实践中的作用

FNAC 是乳腺病变的三步评估即临床、影像和形态评估之一。它比较容易施行,不

需高科技设备, 花费也比核芯针活检(CNB)少,更大大低于活检。这项技术安全,可在极短时间内获得诊断准确性高的组织样本。目前,在许多医疗中心,乳腺 FNAC 已被 CNB 取代(Kocjan 等,2006)。FNAC 和 CNB 均可在门诊实施,基本不会对外观造成不好的影响,比如出现瘢痕和因为失去组织所致的凹陷。

与 CNB 相比,FNAC 有如下优点:

• 穿刺过程中,针的活动度较大,因此增加了取样面积(CNB 只能在一个平面上获取组织)。

• 触诊病变更敏感,因此针的定位更好。

• 穿刺过程中能够较好地评估病变的质地,有助于判定再次穿刺诊断的必要性。例如,沙砾样、橡胶样或"脂肪"样阻力感分别提示癌、纤维腺瘤和脂肪坏死的可能。

• 能立刻准确地评价所取标本的满意度,避免不必要的重复操作,直接识别不满意的穿刺,减少获得诊断花费的时间。

• 与穿刺活检石蜡包埋和冰冻切片处理相比,穿刺涂片花费时间要少得多,因此在相同时间内可以处理更多的病例。

• 短时间内做出最终诊断。

与 CNB 相比,FNAC 有以下缺点:

• 用于辅助诊断和研究的组织量有限

（石蜡包埋的核芯针活检组织可获得几百张切片用于分析，而FNAC可能只有4~10张）。但是，正如本书其他章节所述，许多辅助技术都可用于细胞学样本，其结果与组织学有可比性。

• 病理医生对FNAC的熟练度欠缺或经验不足，可能是FNAC被CNB取代的主要原因之一。在许多医学中心，病理医生在细胞学阅片方面培训不足，因此更愿意看组织学切片，这种情况加上穿刺技能欠缺，成为乳腺FNAC减少的主要原因之一。

• 病变的性质可以决定穿刺细胞量的多少。例如，有些类型的癌纤维结缔组织增生明显，尽管穿刺操作无懈可击，但吸出的细胞量会很少。

• 对于有一定程度的非典型改变但缺乏恶性特征的增生性病变，分类诊断存在困难。

• 不能区分原位癌和浸润癌，对于考虑新辅助化疗或前哨淋巴结活检的病例，这是一个明显的缺陷。但是，这些病例中大部分都可以通过三步评估得到解决（Kocjan，2006；Kocjan等，2006，2008；Staerkel和Sneige，2006）。

• 在影像引导下穿刺微小钙化灶或其他触诊不能发现的病变时，细胞量常不足，不满意标本的发生率高。因此，一般认为微小钙化灶应由CNB评估，而不用FNAC。

这些缺陷已经导致了实施乳腺FNAC率的下降，尤其是对于评估原发性乳腺病变。然而，随着乳腺癌新的治疗方案的发展，FNAC越来越广泛地用于确定或排除多灶性病变。联合区域淋巴结和原发灶以外部位的穿刺，可以使患者疾病分期和最佳治疗方案的实施更加快速、经济（Titus，2010）。再者，FNAC目前也可用于获取组织评估乳腺增生性病变及开展分子标记研究，以便更好

地评估乳腺癌发生的风险。现今，由于乳腺癌的高发及快速诊断为患者管理带来的优势，许多国家出现了要求当天做出诊断的为期一天的一站式诊所。在这种情况下，应用FNAC是最理想的（Kocjan等，2008）。

决定实施FNAC还是CNB，应依据已知的临床/影像学/病理学发现，以便患者能够从这两种技术中获益。

3.3 乳腺FNAC操作

3.3.1 设备

FNAC需要的设备很简单。在实践中，乳腺FNAC是在FNAC门诊完成的，这是为具有相关病变且需要检查的患者提供门诊服务的，患者通常通过信件或电话进行预约。FNAC门诊光线要充足，最低的人员和设备配置是一名助手（尤其是在影像引导下进行FNAC时）、一张检查床、一个写字台、一个工作台及一个放置器械的托盘。穿刺者首先需要一个带水槽的工作台，还要有：棉球和消毒液，以便能够对病变处覆盖的皮肤进行快速消毒；手套、注射器、针头和注射器固定架；制备涂片所需的玻片；固定液，最好使用95%或100%的乙醇；小绷带；垃圾箱（放置潜在的感染物质）（图3.1）。可以看出，如没有指定的FNAC门诊，这些设备很容易收集在一个小箱子里，将其放置在小桌上或工作台上，可以在影像学室、医生临床办公室或病房实施FNAC。实施FNAC的病理医生应该在实验室内有一间适合进行FNAC操作的房间，房间里还应有一台显微镜，用于快速染色后阅片，并评估样本的满意度和细胞数量。

用于FNAC的针的直径是穿刺操作的关键因素。大多数穿刺采用23~27G针。有经验的细胞学家认为大于23G的针施行的

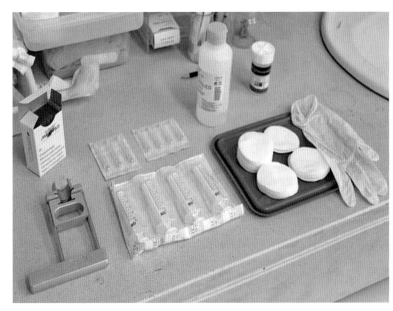

图 3.1　施行乳腺 FNA 所需的基本设备。

针吸不能称为 FNAC。直径小的针操作时几乎无痛，患者对其耐受性好；出血等并发症发生率也很低。针的长度根据病变情况而定。大多数乳腺病变采用 25mm 或 30mm 长的 23G 针。FNAC 首选透明塑料制成的一次性无菌注射器。多数病理学家和临床医生采用 10mL 注射器，也可用 20mL 注射器，后者主要用于大的囊性病变 FNAC 中，以便少数穿刺就能吸空囊肿。大注射器并不能取到更多、更好的样本；相反，在血供丰富的病变中，大注射器可能导致出血增加，从而造成样本量不足。综上所述，注射器的选择应该依据实用性和个人偏好。通常穿刺过程中可用金属或塑料材质的手枪握式注射器夹持器辅助操作。可使注射器抽吸或释放吸力以便单手完成操作，而另一只手可以有效地固定和保持可触性病变的稳定性。作者更喜欢用金属注射器夹持器，它重量低于 200g，坚固耐用。在穿刺结束时，注射器的吸力足以让活塞回到原位。而且在大多数穿刺中，针的位置、使用和取材质量都不会因使用注射器夹持器而受到影响。必须记住，满意的取材样本应充满针芯而不是注射器。

3.3.2　病变定位

可触及和不能触及的乳腺病变均可施行 FNAC 操作。尽管乳腺穿刺最好在影像引导下进行，但大多数人认为可触性病变可以凭触感徒手操作。

3.3.2.1　触诊

结节位置明显时，不必进行乳腺的全面触诊。反之，当病变不确定时，应做全面的乳腺检查。检查方法是患者取仰卧位，前臂上举枕于头下。全面系统检查乳腺，要从乳头到腋尾顺时针方向或反方向进行。检查时手保持平位，指间无缝隙。将枕头或毛巾置于肩膀下方可以帮助触诊小结节。当患者取仰卧位穿刺侧手臂上举并放于头下时，乳腺深部或靠近胸壁的肿物更易触及。但该体位穿刺有时会很困难。因为该体位会使乳腺变得扁平，从而使有问题的结节更靠近胸壁。操作者担心气胸发生的危险增加，会倾向于采用切线方向进入肿物。仰卧位更易于结节定位，穿刺时可让患者处于直立位。这是因为直立位时乳腺肿物会悬垂（因重力作用下垂），且与周围结缔组织拉得更紧。肿物更为固定，因此更易于取材。另外，结节离开胸壁使得气胸发生的危险降低，穿刺者在 FNAC 操作中也会感觉更放心（Staerkel 和 Sneige，2006）。

相对于深部器官，乳腺穿刺不受肌肉等被覆结构的影响。乳腺肿物常位于脂肪组织内，活动度大，但这一特点会导致难以取得足够的样本。因此，固定肿物至关重要，这样当针进入肿物时针芯中才能有足够的样本。要固定满意，需要手指绷紧肿物两边的皮肤，把肿物与被覆皮肤之间的乳腺组织推平。如果做得好的话，几乎所有的肿物都能用 1 英寸（1 英寸≈2.54cm）或 1.5 英寸的针获得。如果可能，手指应当沿活动度最大的轴固定。有时因为肿物在乳腺深部、乳腺太大和（或）肿物浸润使病变界限不清。触诊时在大部分乳腺组织上仅能触到模糊的质硬感。多次穿刺也不能获得明确的组织。这时面临的问题通常是穿刺者进针深度不够。穿刺者误以为位于深部的质硬物是胸壁而不是肿瘤，想避免气胸发生的危险，因此进针太表浅。

另一难点是由于多数穿刺者喜欢吸取与皮肤呈切向的病变，而不喜欢吸取接近垂直或垂直的病变。在切向位置穿刺会使操作者感觉更舒服，但对于小的深部结节这并不是最佳的取材体位。这种进针方式可能发生的问题是针到达病变深度时，结节不在进针路径上。因此，尽管有些操作者感到不舒服，还是推荐采用更垂直的进针方式。适合固定结节的最佳方法是用中指和示指固定，而不是常用的拇指和示指（Staerkel 和 Sneige，2006）。

3.3.2.2 超声引导下 FNAC

超声引导下乳腺 FNAC 可以选择准确的穿刺部位，如选择实性区，而非囊性区或坏死区（Liao 等，2004）。目前，即使病变可触及，日常实践中许多 FNAC 操作也应在超声引导下实施。根据病变部位，有两种引导方式：第一种方式中传感探头将病变定位在超声探测区中间，并做标记，通过压紧皮肤确定穿刺位置；然后操作者将针刺入皮肤，向内缓慢进入病变，同时将传感探头置于垂直于针的位置引导针的操作。另一种方式中 FNAC 操作在超声引导下一步一步进行，以便从针进入皮肤到针离开病变，在超声探测区均可见到针的活动。传感探头将病变定位于超声探测区边缘；在病变所在的边缘，操作者平行于传感探头和声波方向将针刺入皮肤。然后才有可能引导针进入病变，从而避免穿到针道途中可能遇到的血管结构。在乳腺病变中引导针通常首选后一种方式（图 3.2）。

3.3.3 穿刺操作

乳腺 FNAC 操作比较简单。多数病变穿刺是无痛的，患者仅能感觉开始时针刺入皮肤。大多数乳腺穿刺无须麻醉。一次成功的穿刺关键之一是操作者一只手固定病变，以便更好地切割并获得针芯内的肿物样本。然后将与注射器和夹持器相连的针刺入肿物。针前进或后退时，将注射器活塞后拉产生负压。取样不依靠抽吸而依靠针的切割动作。抽吸有助于把切割样本拉进针里，并把这些组织片段移入针芯（图 3.3）。抽拉注射器活塞并不能提高样本量；实际上，这样出血更多，从而使样本量更少。一般来说，针在整个穿刺过程中都要留置在肿瘤内，穿刺越频繁，针越长，获得的组织越多。穿刺和频率依赖于病变的大小和操作者的掌控能力。通常穿刺 30~50 下需要 10~20 秒。当针芯内出现淡血性标本，消除负压，将针拔出。尽管细针

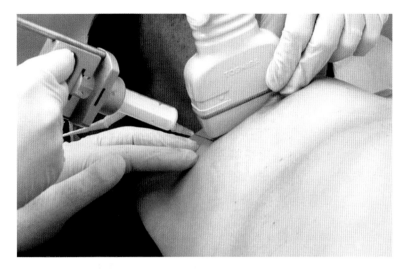

图 3.2 超声引导下乳腺 FNA。在超声探测区的一侧探头定位病变；在定位好的病变边缘，穿刺者平行于引导探头将针刺入皮肤。

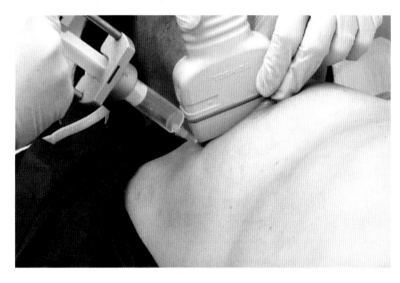

图 3.3 穿刺时抽吸有助于将细胞吸到针里。一般来说，在整个穿刺过程中针都要留置在肿瘤内，穿刺越频繁，针越长，获得的组织越多。针中会出现淡血性标本。然后消除负压，将针拔出。

穿刺操作中出血很少，但最好完全避免出血，因为当软组织出血时细胞量会减少，而且病变定位/边界也会变得不清楚。因此，针拔出后，建议将纱布覆盖在穿刺点并用指尖直接按压 1~3 分钟(对易出现瘀伤病史或近期服用血液抗凝剂者，按压时间要长一些)。

　　针离开患者之后，将注射器与针头分开，充气后再装上针头。操作者将吸出的一滴样本置于一张或多张载玻片上。然后将样本滴涂开，固定在 95% 的乙醇或空气中晾干，然后染色阅片。无法触及的肿物需影像

(如超声或立体定位系统)来引导针到达正确的位置，但取材和报告程序相同。

　　这种穿刺技术的改良是仅用针进行组织取材，即所谓的毛细管方法。这种方法不使用注射器和注射器夹持器。这种改良使得操作者敏感性更高。手指放在针的中间，因而能更好地感知组织质地。几乎不出血。由于缺乏吸力，通常针芯里看不到样本。15~20 秒后停止针吸。拔出针头，连上充好气的注射器。将样本转移到载玻片上。这种方法的缺点是对纤维性病变或细胞稀少的病变取

得的细胞量少，以及当遇到囊性病变时，可因压力导致液体快速从针的末端流出。

以下情况建议再次穿刺（Arkoumani 和 Wells，2006）：

- 纤维性病变，可能提示促结缔组织增生性癌，细胞量会很少。
- 漏检率很高的小病变。
- 置于玻片上立即凝固的标本，说明发生了明显的出血，样本被稀释或细胞量少。
- 如果样本看起来像外周血涂片，则看不到颗粒。
- 穿刺物呈黄色或油脂样外观，样本主要成分为脂肪组织，通常上皮很少或无上皮。若确定被评估的是良性病变，即结节触之很软且针吸时没有阻力，这种情况是可以的。

因为囊内液体集聚产生的压力，乳腺囊肿经常表现为与恶性肿瘤相似的质硬肿物。当只采用针头的方法（不连接注射器）时，应该准备一个杯子或注射器以便能立即收集液体，否则液体会很快流到患者身上。乳腺囊肿需要彻底被吸空。排空后应当通过触诊或影像重新评估有无残留实性肿物，如有残留可能需要再次穿刺。

3.3.4 涂片制备

备好干净玻片。在玻片磨砂端用铅笔标记。标记内容可包括患者姓名（缩写）、识别编号或穿刺部位，如果使用两个及以上的标识会比较安全。

制备高质量涂片是穿刺中最重要的程序之一（Stanley 和 Lowhagen，1993）。不管穿刺标本多么令人满意、细胞学医生多么有经验，如果涂片质量差，也不可能做出可靠的诊断。涂片时应该轻柔地将样本涂在玻片上，这样细胞才不会破碎。制备涂片的目的是将细胞富集在玻片这一区域内，并形成均匀的、保存完好的细胞层，从而使显微镜分

析更容易、快捷。FNAC 涂片不是血涂片。我们需要的不是最薄的涂片，而是可以保持病变结构且不过厚或细胞未破碎的涂片。

有两种基本的涂片方法：一步法和两步法（Stanley 和 Lowhagen，1993）。一步法更常用于从实性病变获取的量少的标本。涂片时持片方式如图 3.4 所示。标本应置于靠近涂片标签处。医生左手以垂直方向持含有标本液滴的涂片，右手持要涂抹的玻片，与左手涂片垂直并置于其上面。涂抹片有一定角度，以便其靠上的一边高于样本滴。然后，涂抹片轻柔地与下面的玻片接触，将样本滴压匀，并用持续而轻柔的压力将样本沿下面玻片的长轴方向拖拉。涂抹片的表面必须要一直与样本片平行，并在样本片末端之前停止涂抹。涂片仅占玻片的一小部分面积。

两步法用于细胞或组织颗粒悬浮其中的液性或血性标本。涂片时持片方式如图 3.5 所示。液性样本置于玻片中间到标签边缘。涂抹片与有标本的玻片呈 45°角，其末端与液体接触。然后，涂抹片带着液体和悬浮颗粒向着样本片标签方向行进。表面张力使得液体在涂抹片边缘后方涂开并呈一条线。涂抹片再反方向回到样本片中间，此处组织颗粒仍然比较集中。涂抹片快速离开样本片，样本片转向一侧以排出多余的液体。然后，涂抹片再垂直于样本片，线状的沉淀组织颗粒如一步法所示涂开。这种技术更复杂，而且涂片也不如一步法做得美观，但可使液性或血性标本的涂片质量更好：组织颗粒集聚在玻片中间，更易于显微镜下阅片，而且多余液体和血液被去除，可使涂片快干，并且利于玻片更好地固定。

由于各种原因，有时必须要用单一的样本滴制备多张涂片，例如，施行肿瘤性肿物穿刺时，通常会获得细胞量很大的样本。如果太多的样本涂在一张玻片上，样本会太

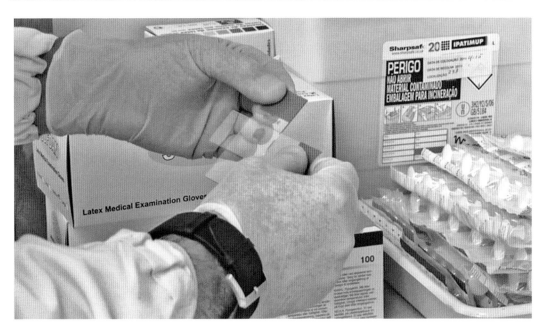

图 3.4 直接一步法制备涂片。下面的片子上有样本,而上面的片子作为涂抹片来用。涂抹片放置于样本液滴上方,其下缘像合页般与下面的玻片接触。

厚,不利于显微镜下阅片。另一种情况是尽管有时细针穿刺仅获得少量标本,但因为某种原因可能不能进行再次针吸,而医生认为需要做免疫组织化学或特殊染色,因此可能会有兴趣将样本滴分到其他玻片上。这种情况下,将全部样本喷到玻片上,并像一步法描述的那样持片。涂抹片的末端以 45°角放置在样本滴处。涂抹片快速接触样本后离

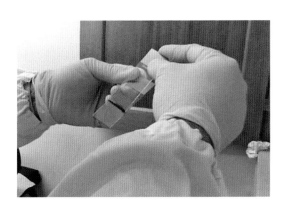

图 3.5 两步法制备涂片。按一步法涂片后观察涂片中间样本的聚集。

开。同一样本片可以至少进行 4 次这种操作。涂抹片上的每份原始样本都可涂一张新片,按一步法用涂抹片将原始样本涂开。

液体或血性标本可被直接转到液基瓶里:首要目的是将一定量的细胞集中到涂片的一小部分区域,另一目的是使红细胞减少,更便于显微镜下阅片。液基标本还可用于辅助检查,如免疫组织化学和流式细胞学。一些文献报道,尤其是外科,认为液基细胞学处理 FNAC 标本诊断准确(Kontzoglou等,2005),但这可能是因为外科医生缺乏制备常规涂片的经验。根据作者的经验,液基技术处理穿刺标本应仅限于很特殊的情况。穿刺标本首选常规涂片,因为常规涂片更能保存组织结构特征,有助于细胞学诊断。

3.3.5 固定和染色

尽管巴氏染色是细胞学应用最广泛的染色方法,多数细胞学家喜欢在 FNAC 中将两种互补的染色组合应用:巴氏染色和

Romanowsky 染色。巴氏染色包括苏木素核染色和两种细胞质复染，即橘黄 G 和 EA。Romanowsky 方法至少有三种染色——Giemsa、May-Grünwald-Giemsa 和 Diff-Quik，但这三种染色都表现出同样的 Romanowsky 方法特有的染色模式。一些细胞学家喜欢采用经典的组织学苏木素和伊红(HE)染色方法，主要是因为易于快速比较核、细胞质和基质的组织学和细胞学特征。

穿刺后制备涂片可以有意识地风干以备进一步 Romanowsky 染色，也可以立即固定于 97% 或 70% 的乙醇以便于进行巴氏或HE 染色。风干的涂片需要用甲醇固定。

显然，最好的染色就是细胞学家最熟悉的染色，但每种染色方法都有其优点，合用效果更好。Romanowsky 方法需要风干，因此会导致细胞肿胀，细胞会比在巴氏或 HE 方法中看起来更大。Romanowsky 染色能通过异染方式与几种组织成分反应，使之成为紫红色。这在核酸、黏蛋白或纤维上皮性肿瘤和化生性癌的细胞外基质成分中可以见到。

另一方面，Romanowsky 染色方法使得核细微结构不清。如上所述，Romanowsky 染色的核看起来更大，染色质和膜轮廓细微结构也不清楚。因此，当核细微结构对于诊断或肿瘤进一步分类至关重要时，可用巴氏染色。

在巴氏染色样本中，核细微结构可提供重要的诊断线索，我们应记住 FNAC 涂片中通常细胞量很多，组织结构大多还是保持不变。相对于间质或细胞外基质成分，肿瘤细胞排列紧密，有时对细胞排列、细胞量和核大小等参数的评价足以获得特异性诊断。Romanowsky 染色可对 FNAC 的评估进行有效的补充。HE 染色在 FNAC 中与组织学切片具有相同的特点，因此许多病理学家喜欢采用这种方法。但是，Romanowsky 染色与巴氏染色是互补染色，因此在细胞学标本中首先推荐使用这两种方法。

3.3.6 结果报告

结果报告是 FNAC 程序中最重要的部分之一。细胞病理学家应知道对患者报告的后果，当报告可疑或不确定诊断时应小心谨慎。如果认为解释和注解有助于临床医生做出治疗决策，应适当使用。阴性结果应结合临床和影像学结果综合考虑，如临床或影像学表现怀疑为恶性，FNAC 标本的阴性结果不应干预临床处理，而应施行其他替代方法如核芯针活检或外科切除以获得可靠诊断。

许多国家或诊疗中心采用类似的乳腺 FNAC 报告系统(C1~C5)，与欧洲乳腺筛查和诊断质量控制指南一致。其中 C1 指不满意；C2 指良性；C3 指不典型/不确定，倾向良性；C4 指可疑，倾向恶性；C5 指恶性(Kocjan等，2008)。美国采用的是基于国家癌症研究所 (NCI) 共识会议推荐的类似系统，FNAC 可分为以下 5 个类别：良性、不典型/不确定、可疑/倾向恶性、恶性及不满意标本(国家癌症研究所发起的会议，1997)。尽管有些细微差别，但两种报告系统基本类似。而且采用相似的报告系统使乳腺细胞学报告标准化，这有助于对不同病变实行统一的临床管理。还有一些作者喜欢用描述性乳腺 FNAC 报告。这也反映在 NCI 会议推荐意见里——每一类别都应进一步描述并进行适当的分类，尝试将其归入特定的病理分类中，比如外科病理诊断中应用的分类。它还指出"乳腺 FNA 报告应与乳腺活检标本的外科病理报告的格式近似"。当采用外科病理格式时，意见或诊断部分应像外科病理报告一样。诊断部分应当有病变部位、定位或显微镜表现的描述。然后应该插入 FNA 活检发现，最后是病理学家确定病变性质的意见。尽管有很大的灵活性,诊断类别应遵循诊断术语部分推荐的内容或给出精确的病理诊断。很明显采用这些术语是有用的。当细胞学样本诊断为囊肿、纤维腺瘤或癌时,诊断类别不能仅仅为良性或恶性。标准化在一系列病理实践中至关重要,但和妇科细胞学(一种筛查方式,而非诊断方式)一样,把乳腺细胞学诊断局限于几个类别对临床意义不大。所以乳腺 FNAC 报告最好像外科病理学报告一样给出所有临床信息,包括标本类型、定位技术、显微镜下描述及诊断结论。此外,还应留有注释说明的空间,包括建议细胞学与临床和影像学表现相结合,以及建议临床随访或病变活检做组织学评估的必要性。

3.4　提高诊断准确性的线索

还有一些提高乳腺 FNAC 诊断准确性的信息至关重要,例如:

- 患者年龄。年龄越大,怀疑为癌的可能性越大,而纤维腺瘤的可能性越小。
- 病变部位。如果定位于乳晕下方,应当考虑乳头状肿瘤、乳头腺瘤或乳晕下脓肿的可能。
- 囊性病变提示纤维囊性疾病。但当穿刺物主要由单一柱状细胞构成时除外,应当考虑为乳头状肿瘤。稀薄的水样灰绿色液体是纤维囊性变的良性囊液的典型表现,即使当一些细胞表现为退行性变的异型核,也要警惕不应过度诊断为癌。
- 穿刺部位有创伤史或外科手术史时,在做出恶性诊断之前需要仔细除外反应/修复性改变,如脂肪坏死。
- 其他恶性肿瘤既往史。其他肿瘤如黑色素瘤、淋巴瘤或其他部位的转移癌也可侵

及乳腺。

- 穿刺时的性状也有助于诊断。穿刺时质软、阻力小提示良性病变、脂肪坏死或黏液癌,而固定、质韧倾向纤维囊性变或纤维腺瘤。固定、质脆提示为癌。

乳腺 FNAC 的诊断应该始终密切联系临床和影像学表现以决定患者管理(所谓的三步检查法)(Kocjan 等,2008;Arkoumani 和 Wells,2006)。三步检查结果良性,要求患者 6 个月或 1 年临床随访。三步检查结果为恶性的患者会被转诊接受针对性治疗。不清楚(不确定)的结果则需要对可疑病变切除活检。

3.5　乳腺 FNAC 的并发症

乳腺穿刺出现并发症比较罕见,而当有并发症时,通常表现为出血、感染和气胸。最常见的并发症是软组织出血,会导致血肿;如果穿刺后对穿刺部位进行固定而准确的按压,则可以避免上述情况。感染不常见,即使出血也不会引起严重后果,可以应用抗生素治疗。气胸更少见,但如出现,可能需要胸腔插管。对于乳房小可触到下方肋骨的患者,我们可以将活动的结节推到肋骨上方加以保护。对于紧邻胸壁的深部病变,采用 25G 针而不用较大的粗针以减少损伤,由此降低了气胸的风险。

(李香菊 译　曹箭 审)

参考文献

Arkoumani E, Wells C (2006) Diagnostic methodologies fine needle aspiration cytology. In: O'Malley FP, Pinder SE, Goldblum JR (eds) Breast pathology. Elsevier, Philadelphia

Kocjan G (2006) FNAC technique and slide preparation. In: Schroder G (ed) Fine needle aspiration cytology diagnostic principles and dilemmas, 1st edn. Springer, Berlin

Kocjan G, Feichter G, Hagmar B et al (2006) Fine needle aspiration cytology: a survey of current European practice. Cytopathology 17:219–226

Kocjan G, Bourgain C, Fassina A et al (2008) The role of breast FNAC in diagnosis and clinical management: a survey of current practice. Cytopathology 19:271–278

Kontzoglou K, Moulakakis KG, Konofaos P et al (2005) The role of liquid-based cytology in the investigation of breast lesions using fine-needle aspiration: a cyto-histopathological evaluation. J Surg Oncol 89:75–78

Liao J, Davey DD, Warren G et al (2004) Ultrasound-guided fine-needle aspiration biopsy remains a valid approach in the evaluation of nonpalpable breast lesions. Diagn Cytopathol 30:325–331

National Cancer Institute Sponsored Conference (1997) The uniform approach to breast fine-needle aspiration biopsy. Diagn Cytopathol 16:295–311

Stanley MW, Lowhagen T (1993) Equipment, basic techniques, and staining procedures. In: Stanley MW, Löwhagen T (eds) Fine needle aspiration of palpable masses, 1st edn. Butterworth-Heinemann, Boston

Titus K (2010) When pathologists meet patients-lessons from one FNA practice. CAP Today, December 2010

第 **4** 章

乳腺病变的液基细胞学及细胞块制备

4.1 液基细胞学

液基细胞学(LBC)是一种对要评估的细胞学样本进行富集和处理的方法。最初在宫颈细胞学筛查中用于减少标本的不满意率,后来LBC的应用扩展到FNAC。细胞学样本置于LBC特定固定液中,根据所选机器不同,离心或采用滤过膜方式在玻片上制备出单层细胞,提高了制片质量,便于阅片。制的单层涂片也可用于免疫组织化学等辅助检查。

有多种方法可以用来制备单层细胞,如ThinPrep和SurePath等自动化平台,或者费用较低廉的替代传统方法的单层制备方法(Wauters等,2009)。一项研究表明,乳腺穿刺的单层制备方法比传统涂片方法更能获得明确的诊断(72.8%对58.5%),这种优势在恶性乳腺病变中更易见到(Wauters等,2009)。

然而,LBC还没有广泛应用到乳腺FNAC,但在其他部位穿刺中应用较多,已经能够反映出其优势和不足。

4.1.1 优势

LBC可为诊断提供最佳的细胞量,在甲状腺病变诊断中(Saleh等,2008),与细胞块技术相比,LBC采用ThinPrep方法制备有更多用于诊断的细胞量,可检出非典型/肿瘤性甲状腺病变。Wauters等(2009)还发现,将穿刺出的细胞离心后集中于一张涂片比将细胞分散到几张涂片的传统涂片方式得到的细胞量更多。LBC使细胞立刻固定,可消除风干和涂片造成的人工假象,并可避免造成干扰的背景物质。

据报道,ThinPrep涂片方法稳定且没有影响诊断的成分,可充分保存和分散细胞(Michael和Hunter,2000)。涂片的背景干净。过多的血液、炎性渗出、黏液、风干和涂片厚薄不一等情况大为减少。

细胞学样本历来被认为不适用于特殊染色和免疫组织化学的进一步研究,而目前在LBC涂片上施行可使之更为优化,与在细胞块上有同样的效果(Leung和Bedard,1996;Rossi等,2005)。

4.1.2 不足

LBC涂片诊断也有一些局限性,如不注意会影响细胞学诊断。LBC涂片有特殊的细胞形态学变化,包括细胞团变小、上皮细胞片破碎及单个散在细胞数量增加。细胞变小,也更细长,染色质细微结构变化不明显,核仁更清晰,识别核内包涵体存在一定困难。背景成分的质和量也有改变。尤其是对于乳腺来说,肌上皮细胞减少(Michael 和 Hunter,2000)。除了数量减少外,有报道LBC 中的肌上皮细胞分布在涂片周边,且具有保存完好的梭形细胞质,导致识别困难。

尽管 LBC 的一个优势是背景成分减少,但有些乳腺病变如黏液癌,其背景中的黏液对正确诊断至关重要,而黏液质和量的减少可能会影响诊断。

上皮细胞片碎裂导致乳头状病变的乳头结构不能识别;细胞黏附性差可与散在恶性细胞相似。

4.2 细胞块制备

细胞块是将穿刺物离心或由 FNAC 中吸出的组织或血凝块获得的。可将离心的细胞学样本包在琼脂、凝血酶或其他凝胶中制备。离心后样本也可以直接转移到甲醛溶液中,在组织病理实验室常规制备,然后一个

含有细胞学样本的石蜡块就做成了,可适用于组织学检查和辅助研究(图4.1 和图4.2)。

已报道有很多方法可以制备出用于后续组织学检查的理想细胞块,其中有一些是获得专利的,需要使用价格高昂的专门设备。

我们近期报道了一种用常规细胞学实验室和 FNAC 诊室现有的价格低廉的材料制备理想细胞块的方法,能够很好地满足明确组织学报告和免疫组织化学研究需要(Al Jajeh 等,2012)。

4.3 小结

无论是否应用 LBC 或细胞块方法,建议研究机构的细胞学实验室能够学习这些技术的经验,并认识其有别于传统涂片的形态变化。应认真制订一个从传统方法到这种技术的适应时间表,以便与传统涂片相比能够保证诊断准确性,并熟悉可能会遇到的诊断陷阱。

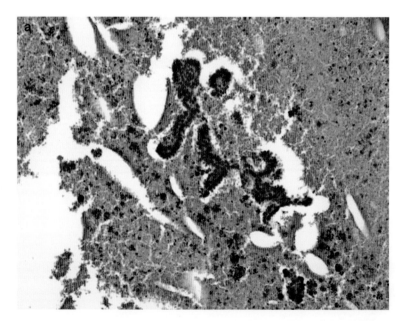

图 4.1　乳头状癌。(a)细胞块显示血性背景中的乳头状片段。(待续)

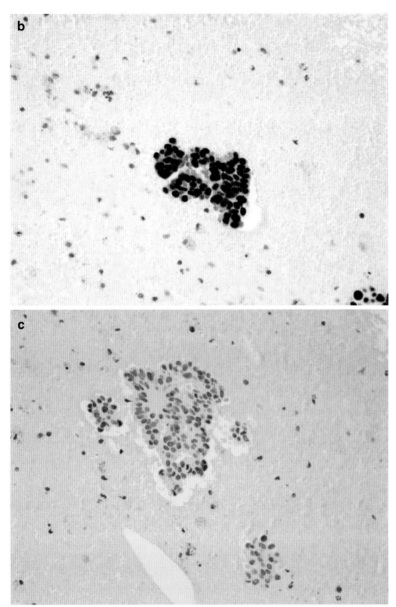

图 4.1（续）　(b)细胞块免疫组织化学显示雌激素受体核阳性。(c)细胞块免疫组织化学显示 CK14 阴性。

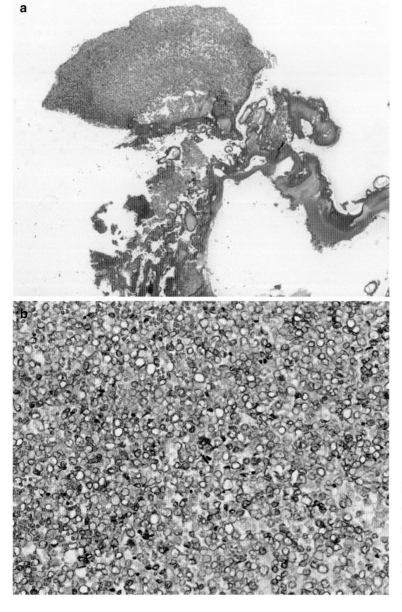

图 4.2　(a,b)乳腺浸润性导管癌。(a)细胞块显示混杂在血和纤维素中的异常细胞。(b)细胞块的高倍镜观察显示大小不一的核,偶见核仁。(待续)

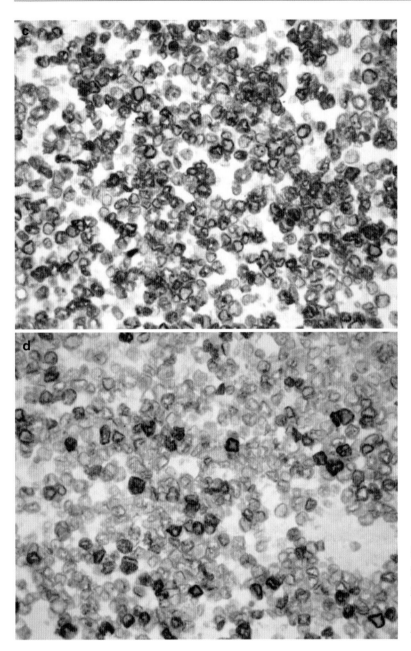

图 4.2(续)　(c~e)乳腺浸润性导管癌细胞块免疫组织化学表现。(c)雌激素受体阳性。(d)孕激素受体阳性。(待续)

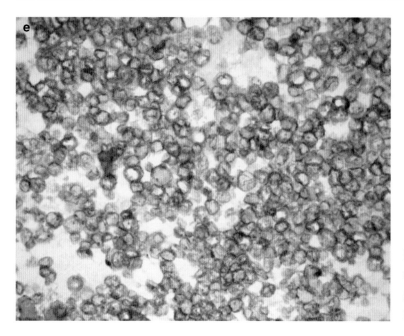

图 4.2（续） （e）HER2 免疫组织化学显示一些肿瘤细胞细胞膜着色为 1+，提示为阴性结果。

（李香菊 译 曹箭 审）

参考文献

Al Jajeh I, Hok-Ling Chan N, Siok-Gek Hwang J et al (2012) A simple technique for augmenting recovery of cellular material from fine needle aspirates for adjunctive studies. J Clin Pathol 65(7):672–674

Leung SW, Bedard YC (1996) Immunocytochemical staining on ThinPrep processed smears. Mod Pathol 9:304–306

Michael CW, Hunter B (2000) Interpretation of fine-needle aspirates processed by the ThinPrep technique: cytologic artifacts and diagnostic pitfalls. Diagn Cytopathol 23:6–13

Rossi ED, Raffaelli M, Minimo C et al (2005) Immunocytochemical evaluation of thyroid neoplasms on thin-layer smears from fine needle aspiration biopsies. Cancer 105:87–95

Saleh HA, Hammoud J, Zakaria R et al (2008) Comparison of Thin-Prep and cell block preparation for the evaluation of thyroid epithelial lesions on fine needle aspiration biopsy. Cytojournal 5:3

Wauters CAP, Kooistra B, Strobbe LJA et al (2009) The role of laboratory processing in determining diagnostic conclusiveness of breast fine needle aspirations: conventional smearing versus a monolayer preparation. J Clin Pathol 62:931–934

第 5 章

乳腺炎性病变

5.1 临床表现

　　急性和慢性炎症性疾病均可发生于乳腺。病因可以是感染性的（包括急性乳腺炎、乳腺脓肿、结核），或与乳头和乳腺局限性病变有关(乳晕下脓肿和导管扩张)，部分由创伤引起(脂肪坏死)，也有与过敏反应有关(肉芽肿性乳腺炎)或是特发性的。这些疾病的临床表现差异较大，许多时候是临床予以诊断并立即治疗(感染病例应用抗生素)，这类病变有时会形成肿瘤样结节，需要细针穿刺获取组织确定诊断。在这一章中，我们将从细胞学方面讨论乳腺的主要炎症性疾病。

5.2 乳腺脓肿和急性乳腺炎

　　乳腺脓肿和急性乳腺炎最常发生于产褥期。由于在哺乳过程中频繁的乳头损伤形成，造成细菌直接侵入和沿导管在乳腺间质中逆行播散。引起急性炎症反应，并可能进展为脓肿，脓肿可孤立或多灶。非哺乳期的乳腺脓肿也经常发生于近乳头区，由皮肤炎症或继发于其他病灶的结核感染引起(参见5.3节)。乳腺肿胀、疼痛伴皮肤泛红。多数情况下临床诊断，给予患者抗生素治疗。偶尔诊断性特征不明显，需要排除炎性乳腺癌的

可能性。最常见与脓肿有关的细菌包括金黄色葡萄球菌、表皮葡萄球菌、化脓性链球菌和类杆菌。

　　细针穿刺吸出物为脓性，镜下细胞丰富，主要是中性粒细胞和纤维蛋白(图 5.1)。可出现细胞质空泡状的单核或多核组织细胞。上皮和间叶细胞表现为以细胞核增大和核仁突出为特征的反应性非典型性改变。还可以观察到肉芽组织和脂肪坏死等变化(Das 等，1992)。

5.3 乳晕下脓肿

　　最常发生于育龄期女性，也可发生于绝经后，甚至男性。大多数患者是吸烟者，病变起初表现为乳晕下或乳晕周疼痛、肿胀，伴皮肤红斑，提示为感染性病程。有窦道形成并开口于乳晕旁皮肤是特征性复发状态(尤其是对于只做了切开引流治疗的患者)。通常由于后续纤维性瘢痕导致乳头内陷。这类病变的发病机制可能与乳头下大导管鳞状化生有关，导管内积聚的角质导致导管扩张并继发破裂。脓肿和窦道形成的炎症反应是间质内出现角质的结果。由于乳晕下脓肿主要发生于吸烟者，有人认为对烟草的慢性反应可能导致输乳管窦的内衬上皮改变。

　　细胞学检查主要以含有中性粒细胞的

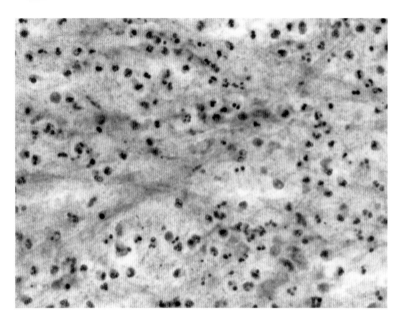

图 5.1　急性乳腺炎。细胞涂片显示以中性粒细胞和纤维蛋白为主(巴氏染色)。

炎性渗出、组织细胞、多核巨细胞为主,还可以有角化胞质(Santos 和 Schmitt,1991)。化生的鳞状细胞和无核的鳞屑很常见,这些发现加上临床表现可以做出明确诊断 (图5.2)。应警惕将反应性的异型上皮细胞误认为恶性。

5.4 导管扩张症

导管扩张症是发生于 40~85 岁女性的炎症性疾病。起初,乳头周围局部疼痛,伴随乳头溢液,溢液可能是浆液性、乳脂状或血性的。急性期过后,通常乳晕下或乳晕旁仍

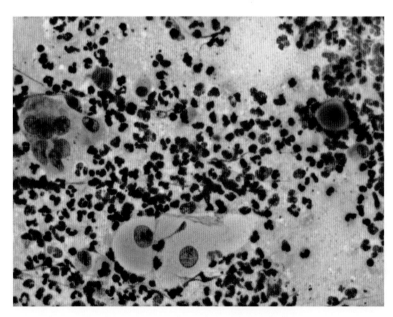

图 5.2　乳晕下脓肿。涂片显示炎症细胞、多核巨细胞和化生性鳞状上皮细胞(MGG 染色)。

有一个固定且明显的肿块存在。当有严重的导管旁纤维化时，临床体征主要是皮肤回缩、乳头内陷和明显的肿块，类似乳腺癌。乳腺 X 线检查可以看到钙化。这种情况下，细针穿刺主要目的是排除恶性可能。导管扩张主要累及较大的乳腺导管，以导管扩张伴导管周围炎症和纤维化为特点。普遍认为较年轻的患者病程开始于导管周围炎症（导管周围乳腺炎），后期伴导管弹力层破坏，甚至导管扩张伴导管周围纤维化（导管扩张症）。少数病例末期可发生炎症性改变引起纤维硬化（闭塞性乳腺炎）。导管周围炎症的病因不清，但有学者提出可能与细菌感染（尤其是厌氧菌）有关。与乳晕下脓肿不同，导管扩张症与吸烟无关。导管扩张症与在大于 60 岁女性尸检中常见的导管扩张不同，后者是随着年龄增长乳腺正常退行性变，与导管周围乳腺炎和导管扩张症无明显关系。

5.5 慢性肉芽肿性乳腺炎

这组疾病分为两类：一类与明确的感染有关，如结核、真菌或梅毒；另一类为非感染性的特发性肉芽肿性乳腺炎。乳腺结核在西方国家罕见，但发展中国家仍很常见。临床上它与乳腺肿瘤非常相似，有时可有皮肤瘘管形成。患者可有或无疾病相关的全身症状。典型细胞学表现为上皮样肉芽肿、朗格汉斯巨细胞、淋巴细胞和中性粒细胞。坏死很常见（图 5.3）（Tse 等，2003）。须由 Ziehl-Neelsen 染色证实有抗乙醇抗酸杆菌或者结核杆菌 PCR 反应阳性，方可做出最终诊断（图 5.4）。虽然上述检测在疾病流行地区为阴性结果，如果形态学符合即可开始抗结核治疗。如果患者对治疗无反应，需要除外其他形态特征相同的感染，如梅毒、寄生虫和真菌感染。后两种情况可用组织学或细胞学确定感染病原体。所有全身性真菌病都可以累及乳腺，银染可显示菌体。有时罕见真菌生物可导致肉芽肿性炎，包括副球孢子菌病，可导致乳腺肿块（图 5.5）。结节病几乎不累及乳腺，即使累及也是全身性累及的局部表现。表现为单个或多个肿块，形态学表现与所有肉芽肿性疾病相似，但不会出现坏死。应在除外其他肉芽肿性疾病（尤其是结核病）且有其他部位临床证据的情况下才能做出结节病的诊断。

当完全除外其他原因导致的乳腺肉芽肿性病变时，可做出特发性肉芽肿性乳腺炎的诊断。这种情况常发生在 20~40 岁的年轻女性，多与近期妊娠状态相关。常见表现是可触及的肿块，且半数患者临床印象是癌。25%的病例是双侧的。乳腺 X 线片和超声显示一个不清楚的低回声肿块。细针穿刺细胞学涂片显示上皮样巨噬细胞、巨细胞和中性粒细胞，没有坏死（图 5.6）（Gupta，2010）。然而，细胞学明确诊断非常困难，因为该诊断为排除性诊断。需要强调的是，有时肉芽肿性反应可出现在乳腺癌中，如果细针穿刺细胞学组织恰取于此区域，可能会漏诊恶性病变。

5.6 糖尿病性乳腺病

糖尿病性乳腺病是乳腺炎症性疾病形成的肿块，以小叶和血管周围淋巴细胞浸润为特征（Miralles 等，1998）。细胞学图像无特异性，可见淋巴细胞、良性上皮细胞和含有上皮样成肌纤维细胞的间质碎片。通常由于纤维化，获得的组织少，不足以诊断。

5.7 脂肪坏死

乳腺的脂肪坏死经常发生在较大的乳房中，表现为肿块。因为脂肪坏死常有肿块

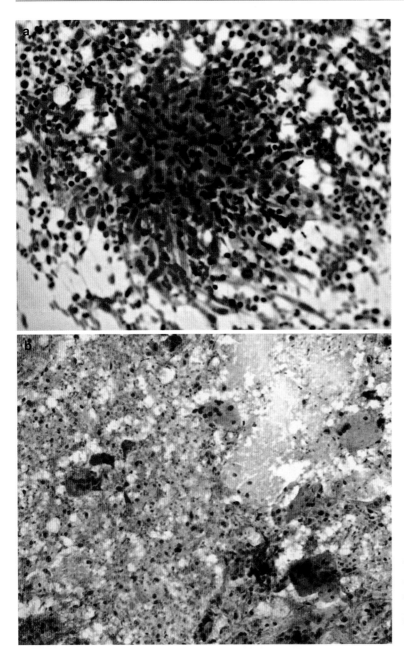

图 5.3　乳腺结核病。(a)细胞学涂片显示上皮样肉芽肿，背景可见淋巴细胞和中性粒细胞。(b)明显的朗格汉斯巨细胞和坏死的细胞学涂片。

形成并且固定、触诊困难,临床和影像学表现与癌非常相似。因此,在诊断和鉴别中,细针细胞学穿刺发挥了重要作用。脂肪坏死的细胞学特点随病变阶段而不同。吸出物可呈黏性、油脂状。早期,涂片呈中等到大量细胞成分,伴有泡沫样单核巨噬细胞(总是存在),有时可见多核巨噬细胞、坏死的脂肪细胞或碎片、中性粒细胞核及纤维脂肪组织片段(图 5.7)。在与脂肪细胞退行性变相关的脂肪坏死中,可能出现没有折光性的针状形态的油酸晶体。晚期,由于缺乏细胞,吸出较困难。在富于脂肪和液性背景中,仍可出现有少量高度泡沫化细胞质的巨噬细胞和单核炎症细胞。常见纤维脂肪组织及含有长梭形

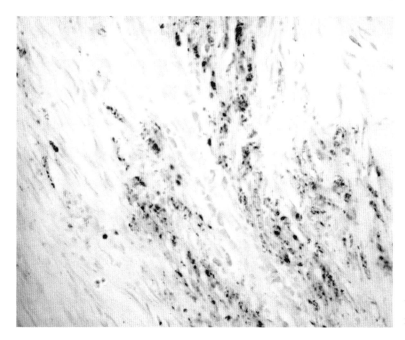

图 5.4　乳腺结核病。组织切片 Ziehl-Neelsen 染色证实有抗乙醇抗酸杆菌。

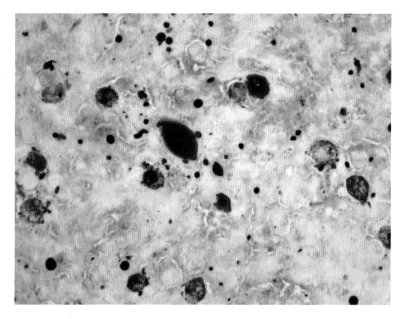

图 5.5　乳腺副球孢子菌病。注意多芽孢的"舵轮"样的酵母细胞。

成纤维细胞的间质碎片。有时,巨噬细胞出现异型性,可能被误认为癌细胞。通常缺乏上皮细胞,即使出现上皮细胞也常伴有反应性异型性。终末期,脂质囊肿形成。染色时液性脂肪会溶解,只有当穿刺由细胞学医生完成或从穿刺者处获取非常好的信息时,涂片才能被正确解读。

5.8　小结

• 大多数乳腺炎症性病变的临床和影像学特征与癌相似,尤其是慢性患者,因为

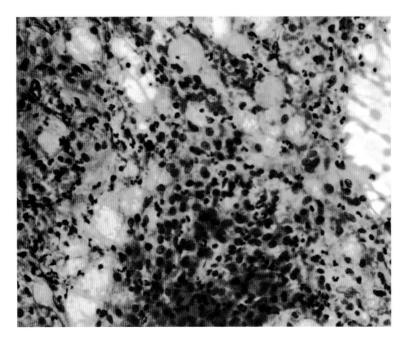

图 5.6　特发性肉芽肿性乳腺炎。细针穿刺细胞学涂片显示上皮样巨噬细胞、巨细胞和中性粒细胞,但无坏死。

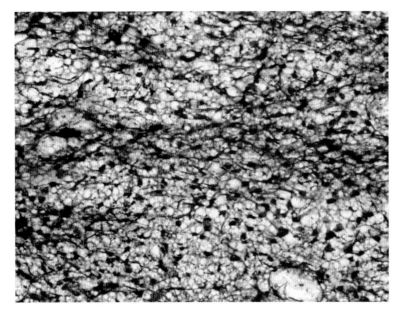

图 5.7　脂肪坏死。涂片中细胞量中等,可见泡沫样单核巨噬细胞、坏死的脂肪细胞或碎片、中性粒细胞和纤维脂肪组织片段(MGG 染色)。

出现纤维化。细针穿刺细胞学是除外癌并明确病变炎症性质的好方法。

　●有炎症时,导管上皮可出现反应性变化,如出现核仁和增大的细胞核。

　●结合临床上反复出现、窦道形成,以及涂片上巨细胞和鳞状化生细胞,细针穿刺细胞学可做出乳晕下脓肿的明确诊断。

　●在导管扩张症中,出现在扩张导管腔内的颗粒状物质和细胞碎片与坏死非常相似,但缺乏坏死性上皮细胞。如果涂片上只见无定型物质,没有上皮细胞和炎症细胞,需要从病变边缘重复穿刺除外坏死性乳腺癌的可能性。

- 缺乏坏死和泡沫细胞及干酪样坏死、无任何致病原证据的肉芽肿样涂片,提示特发性肉芽肿性乳腺炎。这种情况常在妊娠后出现,经典的组织学图像是围绕小叶的肉芽肿样炎症反应。

- 糖尿病性乳腺病和硬化性淋巴细胞性小叶炎与胰岛素依赖型糖尿病和其他自身免疫性疾病相关,临床表现各异。细针穿刺细胞学通常显示非特异性图像,可见淋巴细胞和成纤维细胞。

- 脂肪坏死在临床和影像学上常与癌混淆。有创伤史,细胞学表现因疾病阶段而不同。含泡沫样细胞质的巨噬细胞(泡沫细胞)是正确诊断脂肪坏死的关键,其在乳腺癌中并不常见。另外,出现炎症细胞浸润的

脂肪组织是病变的重要特征。

（杨欣　李忠武　译　曹箭　审）

参考文献

Das DK, Sodhani P, Kashyap V et al (1992) Inflammatory lesions of the breast: diagnosis by fine needle aspiration. Cytopathology 3:281–289

Gupta RK (2010) Fine needle aspiration cytology of granulomatous mastitis: a study of 18 cases. Acta Cytol 54:138–141

Miralles TG, Gosalbez F, Menendez P et al (1998) Fine needle aspiration of sclerosing lymphocytic lobulitis of the breast. A report of two cases. Acta Cytol 42:1447–1450

Santos GC, Schmitt FC (1991) Abscesso recorrente subareolar: valor diagnóstico da punção aspirativa por agulha fina. J Bras Ginecol 101:75–78

Tse GM, Poon CS, Law BK et al (2003) Fine needle aspiration cytology of granulomatous mastitis. J Clin Pathol 56:519–521

第 **6** 章

乳腺纤维囊性变及囊肿

6.1 临床表现

乳腺纤维囊性变(FCC)包括一系列乳腺良性改变,被认为是正常的但因激素调节过度导致扩张的乳腺组织反应。是最常见的良性乳腺病变,也是可触及乳腺肿块的常见病因。在 30~50 岁女性中,超过 1/3 会表现出一些 FCC 症状。尽管通常为双侧多发,但初发常常表现为孤立性病变。临床症状为与月经周期相关的不同程度的月经前肿胀、疼痛和压痛。在患有与雌激素过多相关的功能紊乱的女性中,发生 FCC 的风险增加。育龄期临床表现更为明显,如果没有激素替代治疗,FCC 症状一般在绝经后两年内消失。

6.2 影像学表现

由于 FCC 的多样性,乳腺影像学没有特征性异常表现。乳腺组织可因继发于间质纤维组织增生密度增加。也可出现意义不明的钙化,特别是在硬化性腺病病例中。在超声下囊肿更易于评估,表现为边界清晰、前后壁锐利、无内部回声及后增强(图 6.1)。一些囊肿由于囊液中有碎片可见内部回声,表现为复杂性囊肿。不具备单纯性囊肿全部特征的病变需要进一步检查,在临床实践中通常是做 FNAC。

6.3 细胞学表现

6.3.1 常见表现

由于 FCC 的多样性,穿刺涂片中的细

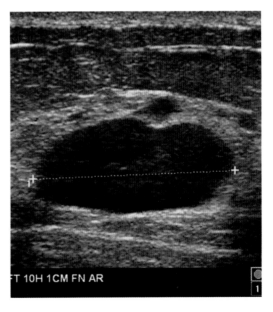

图 6.1　囊性病变的超声表现。注意超声束后方增强。

53

胞量差别很大。一般来说,穿刺中的临床印象有助于预测显微镜下细胞学样本的类型。界限不清的硬化区穿刺涂片中细胞量少,囊性区则为黏稠或液体样本。FCC 中可见到囊肿、纤维化和上皮增生等各种成分混合存在。增生区细胞量丰富,纤维化区质韧、细胞量少,囊性区则为液体。可见小而规则的导管上皮细胞单层排列,并可见大汗腺化生细胞和双极裸核细胞。玻片上可能有一层稀薄的蛋白性液体。良性导管上皮细胞核膜光滑,染色质细而均匀,核仁不明显,体积为红细胞的 1.5~2 倍以上。良性 FNAC 的标志是有双极肌上皮细胞核。肌上皮细胞核呈卵圆形,染色质均匀分布,核膜光滑,没有核仁,p63 强阳性(Reis-Filho 等,2003)。尽管 FCC 存在多样性,但还是有一些特征性细胞学表现,概括在表 6.1 中。

6.3.2 非增生性病变

6.3.2.1 总论

一般来说,实性为主的病变有中到大量的细胞。非增生性 FCC 常表现为间质片段、泡沫样组织细胞、大汗腺化生细胞和导管上皮细胞团(图 6.2)。导管上皮细胞常排列呈单层“蜂巢”状细胞团。肌上皮细胞单个散在分布或重叠在上皮细胞团上。可见多角形的大汗腺化生细胞,边界清楚,细胞质丰富,呈细

颗粒状,核圆形,有时见明显核仁。大汗腺化生细胞常单层片状排列或表现为单个散在的细胞,偶见巨核和不规则的核型(图 6.3)。结合临床和影像学表现有助于确诊(Frost等,1997;Pogackik 和 Us-Krasovec,2004)。

6.3.2.2 囊肿

囊肿是最常见的乳腺病变。乳腺囊肿穿刺液清亮或混浊,颜色不一(黄色、绿色或棕色)。囊肿内没有被覆上皮,细胞学涂片特点是含有无定形的蛋白物质和数量不等的泡沫细胞。一些乳腺囊性病变可能被覆大汗腺化生上皮(大汗腺化生囊肿),表现为稠厚的内容物和数量不等且大小不一的散在或成团排列的大汗腺化生细胞。导管上皮细胞通常数量较少,常呈平铺片状排列(图 6.4)。出现三维细胞团时囊内乳头状病变的可能性增加,需要进一步检查。

6.3.3 增生性病变

6.3.3.1 总论

本组病变包括无异型性的上皮增生性病变(腺病、放射性瘢痕、普通型和旺炽性导管上皮增生)和伴有异型性的上皮增生性病变(ADH 和低级别 DCIS)。柱状细胞病变也包括在增生性病变中。这些上皮增生性改变将在第 9 章进行阐述。

表 6.1　FCC 的细胞学表现

主要类型	
囊性	实性
上皮细胞少	中到大量的细胞
常见泡沫细胞和大汗腺化生细胞	黏附性好的上皮细胞巢,可伴有或不伴有轻度核重叠和肌上皮细胞
液性背景	细胞多样:核大小和形态(卵圆、圆形或梭形)轻度异型
可能存在炎症细胞	背景中有双极裸核
	可见泡沫细胞、大汗腺化生细胞和间质片段

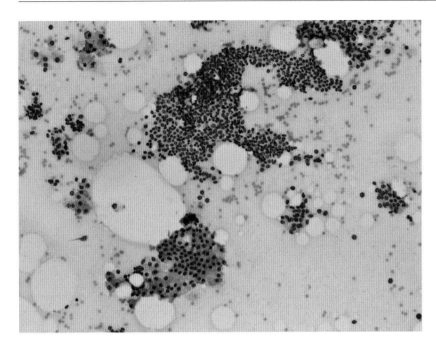

图 6.2　纤维囊性变。非增生性 FCC 通常表现为大汗腺化生细胞和导管上皮细胞团（MGG 染色）。

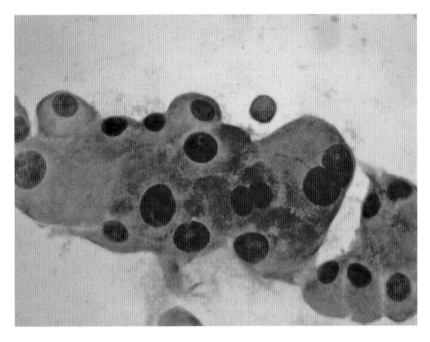

图 6.3　大汗腺化生细胞的核异型性（MGG 染色）。

细胞学上区分伴有和（或）不伴有异型性的上皮增生性病变在临床上非常有用,伴有异型性的增生性病变的患者需要手术活检以获得确定性诊断,不伴有异型性增生病变的患者处理更为保守(Zhao 等,2009)。

6.3.3.2　腺病变异型

在腺病这组病变中,硬化性腺病可能是最常遇到的病变之一,其细胞学特征在第 9 章阐述。在其他腺病病变中,微腺性腺病尤

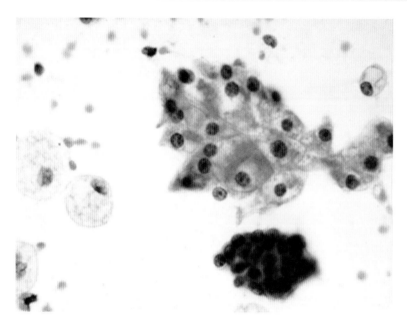

图 6.4　乳腺囊肿。组织细胞、大汗腺化生细胞和一团良性上皮细胞(MGG 染色)。

其难以诊断,有时可能要与低级别癌进行鉴别。这些病变的涂片中细胞量丰富,上皮细胞呈小团和黏附性好的三维长管状排列,上皮细胞团之间和背景中均见不到肌上皮细胞(图 6.5)。这一特征在组织学中也可见到,使得其与小管癌的鉴别诊断变得非常困难。微腺性腺病中上皮细胞团规则的蜂巢状排列可能是鉴别诊断的最好线索。

　　放射性瘢痕/复杂性硬化病变是造成乳腺病变术前检查差异的主要原因之一,表现为乳腺影像学可疑而细胞学为良性。很多时候,过度强调临床和影像学结果而不重视细胞学结果,会出现假阳性结果。而且,说起来好像很矛盾,因为上皮增生甚至原位癌和浸润癌都与放射性瘢痕相关,这也是假阴性结果的主要原因。因此,许多作者推荐将病变切除并全部做组织学评估。但是,随着乳腺影像学筛查的广泛应用和影像学设备的发展,这些病变在早期体积很小时就可以检测出来,因此一些临床医生可能更喜欢随访而不是切除病变。虽然放射性瘢痕/复杂性硬化病变的细胞学诊断很困难,但在三级评估

环节中也是可能的。在可诊断的病例中,涂片细胞量不一,含有大小不等的上皮细胞团,有时伴有核拥挤、管状上皮结构、大汗腺化生细胞和双极裸核。可见间质片段,部分为少细胞的弹性间质片段。还可见到单个成纤维细胞、巨噬细胞和黏液样物质。尽管还存在争议,一些作者(Field 和 Mak,2007)认为在多数上皮细胞团中有肌上皮细胞。

　　不同的病变(尤其是普通型导管增生、硬化与管状腺病、放射性瘢痕/复杂性硬化病变、非典型增生甚至肿瘤如乳头状瘤和低级别 DCIS) 细胞学特征有明显交叉,伴有增生性病变的 FCC 的细胞学诊断和分类很困难。因此, 在细胞学特征不典型的FCC 病例 (如细胞量丰富或细胞黏附性差或有一定程度的细胞异型性)中,诊断中最重要的是确定是良性、不确定性还是恶性,而不是特定组织学诊断或分类。确定良性增生性上皮病变 (或不伴有异型性的增生性 FCC)和非典型增生性上皮病变(或伴有异型性的增生性 FCC)很有用,并且具有特定的临床意义。前者建议临床和影像学随

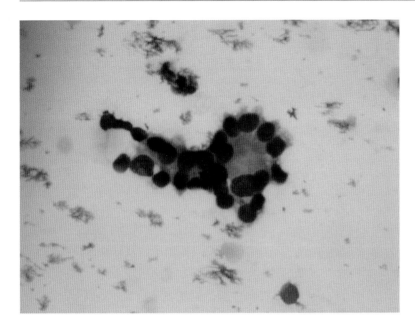

图 6.5 微腺性腺病。注意这种管状排列 MGA（MGG 染色）。

访，而后者则必须进一步检查如核芯针活检或手术活检。

6.4 组织学

6.4.1 大体表现

通常表现为伴有蓝顶或清亮囊肿的纤维化，多数病变不超过 1~2mm。囊肿部位不定，直径可达 2cm。这些改变程度不一，但通常为多灶、双侧。

6.4.2 组织学:总论

FCC 的组织学形态变化很大，包括囊肿形成、大汗腺化生、间质纤维化、腺病和不同程度的上皮增生。根据是否存在上皮增生，FCC 可分为非增生性和增生性两类。

6.4.2.1 非增生性 FCC

非增生性 FCC 包括囊肿、大汗腺化生和纤维化。囊肿是由乳腺扩张的小叶单位形成的。多数囊肿仅在显微镜下可见,但可融合形成影像学可见的或可触的大囊肿。这些囊肿被覆扁平或萎缩的上皮，内有液体分泌,有时呈蓝色。被覆上皮常常表现为大汗腺化生,特征是细胞具有丰富的颗粒状嗜酸性细胞质、圆形规则核和明显的核仁。大汗腺化生细胞可能为扁平或乳头状(乳头状大汗腺化生改变)。纤维化的特点是小叶间和小叶内基质过度生长,压迫导管和小叶。纤维化被认为是囊肿破裂、分泌物进入邻近间质刺激引起慢性炎症和成纤维细胞增生所致的继发性改变。

6.4.2.2 增生性 FCC

增生性 FCC 包括一组不同的病变,伴有腺泡数量增加则称为腺病,伴有导管和腺泡内被覆上皮增生则称为导管上皮增生。

腺病的特点是腺泡或每个小叶单位内小导管数量增加,从而导致小叶增大。腺病在妊娠期和哺乳期是一种生理性表现,造成乳腺小叶弥漫性增大。在非妊娠期女性,腺病表现为局灶性改变,约占所有良性乳腺活检病例的 25%。单纯性腺病指每个小叶腺泡数量增加。腺病也可因具备特殊的形态学特征而有不同变异型:硬化性腺病、大汗腺化生腺病、盲管腺病、微腺性腺病和结节性腺病。硬化性腺病与终末导管小叶单位相关,而这种"小叶中心"型形态是正确诊断的关键。腺体和小管因小叶内间质增生纤维化而变形。由于结构变形以及形成假浸润形态,硬化性腺病易与浸润癌相混淆。肌上皮细胞和增生的间质可呈梭形细胞外观,有时比腺体成分更丰富。上皮(细胞角蛋白)和肌上皮细胞标记(p63、钙调节蛋白、肌动蛋白)的免疫组织化学可提示病变的上皮和肌上皮成分,证实其为良性。大汗腺化生腺病是腺病的一种类型,其细胞呈大汗腺化生改变。当有明显的异型性时,与大汗腺化生型 DCIS 鉴别困难。盲管腺病中,小导管分支和扩张导致小叶增大。其小导管或腺泡被覆单层柱状上皮。管腔上皮可有轻度增大的核,但无异型性,现在被归到柱状细胞病变中(见第9章)。微腺性腺病很罕见,是腺病的一种很特殊的类型。由小圆形无肌上皮细胞被覆的小管构成,这些小管呈不规则排列,弥漫浸润间质和脂肪组织。与浸润性小管癌相似。在微腺性腺病的管腔中有嗜酸性分泌物。可见完整的基底膜(在网状染色、PAS、免疫组织化学粘连蛋白和胶原Ⅳ染色中更明显)、没有异型性(圆形核,没有明显的核仁)及上皮细胞空泡状的透明细胞质。小管癌的管状结构更加不规则,并且成角,常与 DCIS 成分相关。小管癌的间质通常更致密,并有促结缔组织增生性反应。在一些微腺性腺病病例中存在基因改变,提示这种病变可能是三阴性癌的前驱病变。任何一种亚型的腺病聚集都可以形成界限清楚的结节,称为结节性或肿瘤性腺病。放射性瘢痕是良性硬化性乳腺病变,特征是中心为纤维弹性核心,周围为放射性排列的伴有多种增生

性改变和囊肿的导管和小叶。导管外面有肌上皮细胞层,肌上皮细胞标记如 p63、钙调节蛋白和肌动蛋白阳性,在一些具有挑战性的病例中,这些是与浸润性小管癌鉴别非常有用的辅助性标记。如果病变超过 1cm,称为复杂性硬化,有时在临床和影像学上与浸润癌相似。

上皮增生的特征是乳腺导管或小导管上皮细胞增生。一般来说,没有可触性肿块或大体病变,而是在影像学检出的其他病变的活检中或癌旁偶然发现。导管上皮增生定义为基底膜上方细胞数量增加。导管、小导管和腺泡正常情况下是由与基底膜相连的管腔上皮和肌上皮两层细胞被覆的。而当导管或导管间隙被覆三层或以上的细胞时,则称为增生。因此,这种病变终末导管小叶单位或腺泡数目并不增加(如前所述,数量增加称为腺病)。导管增生分为两大类:无异型性的或普通型导管增生,异型性导管增生。无异型性的导管增生在 WHO分类 (2012) 中称为普通型导管增生(UDH), 在 Page 和 Anderson 分类中包含无异型性的轻度普通型导管增生和中度/旺炽性导管增生(Page 和 Anderson, 1987)。轻度普通型导管增生的增生程度最轻,特征是基底膜上方有 3~4 层细胞, 是最常见的病变, 没有发生乳腺癌的风险和临床意义,在病理报告中可以被忽略。中度/旺炽性普通型导管增生细胞增生达 3~4 层,受累导管腔内充满搭桥状结构,外周有不同形状和大小的不规则间隙。病变具有不同的结构和细胞类型,包括上皮细胞、肌上皮细胞,有时还有大汗腺化生细胞。细胞排列多样,有时形成卷发状、拱门状或桥梁状,细胞核平行于长轴排列或不规则排列。细胞界限不清,细胞核呈卵圆形、圆形或细长形,染色质细,分布均匀。偶见核分裂象。中度和旺炽性 UDH 发

展为乳腺癌的风险为 1.5~2 倍。分子改变（TGFb-RII 和雌激素受体表达缺失）可见于无异型性的普通型增生，可能与增生活跃相关，有发展为癌的倾向。伴有异型性的导管增生特征是均匀分布的单一形态的细胞增生，形成规则的圆形而均一的二级管腔。病变很小，细胞部分累及两个或更多导管，大小不足 2mm。当低级别 DCIS 的诊断特征部分存在时，需要排除这类病变。低级别 DCIS 的诊断标准：①形态一致的细胞群；②细胞之间规则的几何间隙或形成僵硬的微乳头；③核深染。如诊断 ADH，病变应该符合前两项标准或其中之一，但不能完全包绕或累及两个导管，或者不超过 2mm。核深染有助于诊断，但既不特异也不充分。ADH 中可辨认的结构特点与低级别 DCIS 相似：筛状、微乳头状、实性和混合性。ADH 和柱状细胞病变将在第 9 章详细讨论。

6.5 小结

• 增生性和非增生性 FCC 可表现为可触及或无法触及的肿块，通常由 FNA 取材。

• 非增生性 FCC 和伴有轻度上皮增生的 FCC 没有继发癌的危险，而中度/旺炽性上皮增生风险轻度增加。

• 即使组织学区分 ADH 和低级别 DCIS 也有困难，细胞学中这些病变都归为伴有异型性的增生性病变。

• 硬化性腺病（发现与 FCC 相关）可能与普通型导管增生的细胞学表现有交叉。

• 放射性瘢痕/复杂性硬化病变是造成乳腺病变术前检查中影像学（可疑/恶性）和细胞学诊断（良性）不一致的最常见原因之一；但在许多病例中细胞学可以确定这些病变的良性性质。

• 由于这类病变细胞学表现有交叉，细胞学上很难对伴有增生性病变的 FCC 进行准确诊断和再分类，因此明确良性、不确定性或恶性比给出一个特定的"组织学"诊断更为重要。工作中采用的术语为良性增生性上皮病变（或不伴有异型性的增生性 FCC）和非典型增生性上皮病变（或伴有异型性的增生性 FCC）。前者建议随访，后者需要进一步检查，如核芯针活检或外科活检。

（李香菊 译　曹箭 审）

参考文献

Field A, Mak A (2007) The fine needle aspiration biopsy diagnostic criteria of proliferative breast lesions: a retrospective statistical analysis of criteria for papillomas and radial scar lesions. Diagn Cytopathol 35: 386–397

Frost AR, Aksu A, Kurstin R et al (1997) Can nonproliferative breast disease and proliferative disease without atypia be distinguished by fine-needle aspiration cytology? Cancer Cytopathol 81:22–28

Page DL, Anderson TJ (1987) Diagnostic Histopathology of the Breast. Churchill Livingstone, Edinburgh

Pogackik A, Us-Krasovec M (2004) Analysis of routine cytopathologic reports in 1,598 histologically verified benign breast lesions. Diagn Cytopathol 30:125–130

Reis-Filho JS, Milanezi F, Amendoeira I et al (2003) Distribution of p63, a novel myoepithelial marker, in fine-needle aspiration biopsies of the breast: an analysis of 82 samples. Cancer Cytopathol 99: 172–179

Zhao C, Raza A, Martin SE et al (2009) Breast fine-needle aspiration samples reported as "proliferative breast lesion": clinical utility of the subcategory "proliferative breast lesion with atypia". Cancer 117: 137–147

第 7 章

乳腺纤维腺瘤

7.1 临床表现和流行病学特征

纤维腺瘤是育龄期年轻女性最常见的乳腺良性肿瘤,也可发生于任何年龄。临床可触及一个活动的圆形且质韧的局部肿物,通常无症状,乳腺影像学表现为界限清楚的肿块。

7.2 细胞学表现

纤维腺瘤的穿刺标本通常细胞丰富,排列成鹿角样、珊瑚样或蜂巢状的上皮细胞团,背景干净,散在双极裸核,呈现"上皮碎片中撒满芝麻粒"的图像(图 7.1)。双相或两型上皮细胞团中导管上皮细胞形态温和、泡状核、核膜光滑,常同时出现的肌上皮细胞分布在导管上皮细胞中或不明显地散布于上皮细胞片周围,核呈多角形、小而深染(图 7.2)。纤维腺瘤中的普通型导管增生使得穿刺中出现大而分支的增生性上皮团(图 7.3)。背景中除见双极裸核,还可见与黏液样物质类似的散在基质团块。这些纤维黏液样基质团通常是单个细胞,上皮片周围可有少许梭

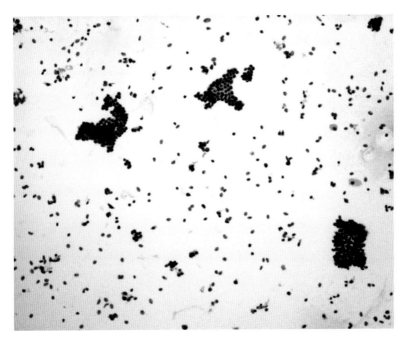

图 7.1 纤维腺瘤。涂片细胞丰富,鹿角样或珊瑚样上皮细胞团单层排列,分布在干净并有许多双极裸核的背景中。

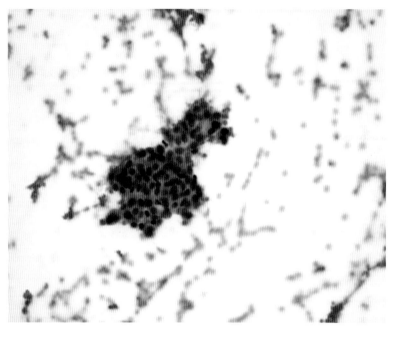

图 7.2 纤维腺瘤。高倍镜下双相型上皮细胞团,上皮细胞团周围或导管上皮细胞之间可见肌上皮细胞的黑色小核。

形细胞核(图 7.4)。

富于细胞性和幼年性纤维腺瘤的细针穿刺细胞学特征与普通纤维腺瘤类似,基质细胞可能更多(图 7.5)。纤维腺瘤是细针穿刺细胞学中最易导致假阳性诊断的病变。其主要原因为常有单个散在的细胞以及上皮细胞丰富并有核异型。大汗腺化生、多核和细胞量过少是玻璃样纤维腺瘤中需注意的陷阱(Kollur 和 El Hag,2006)。在妊娠期和泌乳期,梗死和纤维腺瘤中明显的基质黏液变会增加细胞学假阳性风险。当妊娠期或哺乳期富于细胞性纤维腺瘤出现非典型性时,细胞学难以诊断,从而更易导致假阳性结果(Novotny 等,1991)。大多数穿刺细胞学检查提示纤维腺瘤但有非典型性的病例,组织学上往往是良性纤维腺瘤 (Simsir 等,2001)。伴或不伴非典型性的乳腺增生性病变中,纤维腺瘤占 FNAC 良性病变的大多数(Zhao 等,2009)。必须注意其中模棱两可或非典型的病例,因为有些癌的细胞学表现与纤维腺瘤相似,可导致假阴性诊断。必须强调从临床、影像学和细胞学三方面考虑。

7.3 鉴别诊断

7.3.1 纤维囊性变

虽然通常根据细胞量少和有泡沫细胞、大汗腺细胞很容易将纤维囊性变与纤维腺瘤进行鉴别,但偶尔纤维腺瘤的穿刺标本也会显示相似的形态特点。纤维黏液样基质、鹿角样上皮细胞团和细胞量更丰富是纤维腺瘤与纤维囊性变鉴别的关键细胞学特征(Bottles 等,1988)。

7.3.2 假血管瘤样间质增生(PASH)

PASH 经常在其他病变的乳腺活检中被偶然发现,但在部分女性中也会表现为乳腺肿块。PASH 的 FNAC 表现为在单个裸核和梭形细胞的背景中,有中等细胞量的分支状和鹿角样温和的上皮细胞团。可找到疏松的细胞少的基质碎片,这些细胞学特征可与纤维腺瘤类似(Ng 等,2003)。

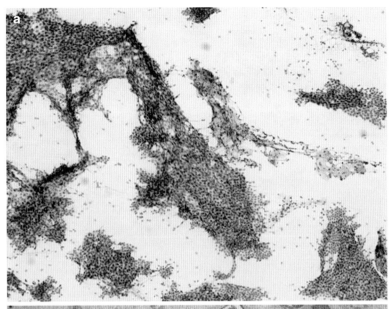

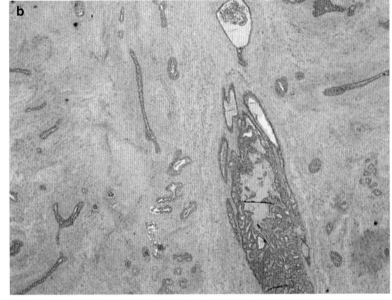

图 7.3　纤维腺瘤伴普通型导管增生。(a)在有一些基质团的干净背景中可见大而分支的黏附性好的上皮巢片。(b)相应的组织学形态显示,上皮成分常呈普通型导管增生管内及管周的生长方式。

7.3.3 黏液囊肿样病变

　　由于涂片背景中有黏液样物质,黏液样纤维腺瘤的穿刺标本可能与黏液囊肿样病变相混淆。黏液样纤维腺瘤比良性黏液囊肿样病变细胞量更多,有报道称黏液样纤维腺瘤的黏液样物质呈亮粉色,而黏液囊肿样病变是品红色(Yeoh 等,1999)。

7.3.4 叶状肿瘤

　　叶状肿瘤是与纤维腺瘤密切相关的纤维上皮性肿瘤。因为二者形态学特征有交叉,所以细胞学鉴别尤其困难。特别是富于细胞性纤维腺瘤,细胞学和组织学同样难与良性叶状肿瘤区别。纤维黏液样基质团富含梭形核和成纤维细胞(El Hag 等,2010),上

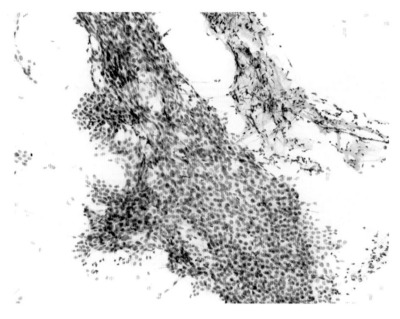

图 7.4　纤维腺瘤伴普通型导管增生。大的双相型上皮团显示导管上皮细胞与核深染的肌上皮细胞混合存在。注意邻近上皮细胞团有包含细长核的疏松黏液样基质。

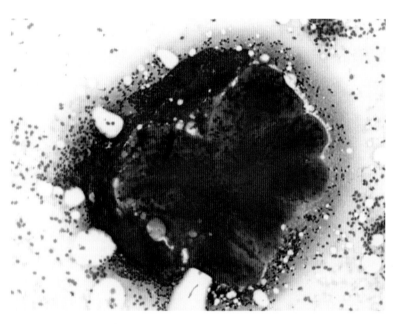

图 7.5　富于细胞性纤维腺瘤。Diff-Quik 染色涂片显示黏附性好的上皮细胞团与富于细胞性黏液样基质团。

皮-基质比例更低(Tse 等,2002),更大的波浪状或折叠状的上皮细胞团(Shimizu 和 Korematsu,2002)和基质有细胞异型性(Scolyer 等,2001)支持叶状肿瘤。一项研究提出散在的基质细胞中长梭核超过 30% 是叶状肿瘤更可靠的指征 (Krishnamurthy 等,2000)。虽然纤维腺瘤中也发现有多核巨细胞,但是有报道指出多核巨细胞更常出现在叶状肿瘤中(Tse 等,2002;Simi 等,1988)。

7.3.5 错构瘤

与纤维腺瘤相比,乳腺错构瘤穿刺标本细胞量更少,细胞学显示完整的小叶单位,缺乏基质成分(Herbert 等,2006)。影像学检查可帮助鉴别。

7.3.6 管状腺瘤

管状腺瘤的细胞学特征类似于纤维腺瘤。管状腺瘤更特征性的表现是富于细胞的背景中可见呈三维结构、黏附性好的上皮细胞球团和腺管状排列的上皮细胞团,鹿角样上皮细胞团相对少见(Kumar 等,1998)。上皮细胞均匀一致。细胞质内有品红颗粒(Giemsa 染色涂片中)、线性小管和紧密排列的腺泡,这些特征在纤维腺瘤穿刺标本中是见不到的(Shet 和 Rege,1998)。

7.3.7 腺肌上皮瘤

乳腺的腺肌上皮瘤是一种导管上皮和肌上皮成分双相增生的肿瘤。这种病变 FNAC 细胞量常是中等到丰富的,同时出现上皮和肌上皮细胞团。肌上皮细胞也可表现为双极裸核。有报道描述了肌上皮细胞的核内和细胞质内空泡(Iyengar 等,2006)。细胞学上很难诊断腺肌上皮瘤,最初可能被诊断为纤维腺瘤或者包括癌在内的其他病变。与纤维腺瘤不同的是:有更大量的散在肌上皮细胞,上皮样肌上皮细胞可见核仁(Iyengar 等,2006;Loh 等,2004)。

7.3.8 多形性腺瘤

多形性腺瘤在乳腺中非常罕见,与腺肌上皮瘤相似。细胞学特征很难辨认,可能类似于纤维腺瘤(Iyengar 等,2005)。可能出现黏液样或鳞状细胞角化物。

7.3.9 乳头状病变

乳头状病变 FNAC 可能与纤维腺瘤混淆(Simsir 等,2003;Michael 和 Buschmann,2002)。导管内乳头状瘤的特征是有宽大皱褶分支和小舌样结构突出的扇样排列的上皮团

和柱状细胞。发现纤维血管轴心对确认乳头状病变的诊断非常有帮助。肌上皮细胞比纤维腺瘤少(Michael 和 Buschmann,2002)。

7.3.10 癌

FNAC 中一些乳腺癌可能被低估诊断为纤维腺瘤。这种情况通常发生在年轻女性患者,当其细胞学涂片直接诊断癌有犹豫时(除非细胞学改变显著)或者妊娠期和哺乳期女性出现非典型性时(可能被错误地归为生理性改变)。当发现细胞学异型性时,应建议组织学证实,以保证不会漏诊癌(Maygarden 等,1991)。

细胞学上有破骨细胞的癌可能与纤维腺瘤类似(Jogai 等,2004)。鉴别有黏液样背景的黏液癌与黏液样纤维腺瘤存在一定困难。小管癌也可能因为低级别形态和出现角上皮细胞团而被误诊为纤维腺瘤。仔细观察涂片中孤立或散在的细胞,同时从临床、影像学和细胞学三方面综合考虑,对于恶性疾病的正确分类很有帮助(Benoit 等,1992)。

癌在腺瘤中表现为温和的上皮细胞(源于纤维腺瘤)背景中出现多形性异常细胞(恶性成分),会导致细胞学诊断困难(Psarianos 等,1998)。

7.4 组织学

纤维腺瘤大体界限清楚,有包膜,呈分叶状,有管内及管周两种主要组织学形态,但无临床意义。上皮和基质成分混合存在使其出现了上皮细胞团分布在分散的双极肌上皮裸核和基质细胞背景中的细胞学表现。纤维腺瘤中普通型导管上皮增生和纤维囊性变导致细胞学上出现更复杂和分支状的上皮片段、组织细胞、柱状细胞和大汗腺细胞。

组织学变异型包括富于细胞性纤维腺瘤(表现为基质细胞增加)(图7.6)、幼年性纤维腺瘤(通常发生在青少年,特征是基质细胞增加,常伴有上皮增生)和复合纤维腺瘤(包含超过3mm的囊肿、硬化性腺病、上皮钙化或乳头状大汗腺增生)。

7.5 处理原则

纤维腺瘤FNAC诊断明确,且与临床影像学特征一致时,可以非手术观察。当出现任何的怀疑或不一致时,必须要经组织学证实。鉴于活检取材固有的局限性和较大肿瘤可能是叶状肿瘤,在一些机构中,较大的病变尽管细胞学诊断为良性纤维腺瘤,还是通过外科或Mammotome方法尽快切除。当涂片中观察到异型性而诊断依然考虑为纤维腺瘤时,应讨论决定是否需要密切随访或切除。在临床和影像学均倾向良性,而细胞学有轻度和局部异型时,可以随诊和定期复查。如果异型性让人很不放心或临床影像学特征亦怀疑时,建议切除。

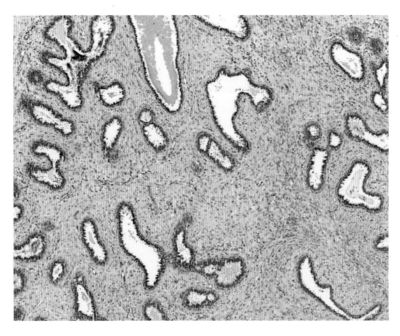

图7.6 富于细胞性纤维腺瘤。富于细胞性基质成分与上皮成分混合存在。

(杨欣 李忠武 译 曹箭 审)

参考文献

Benoit JL, Kara R, McGregor SE et al (1992) Fibroadenoma of the breast: diagnostic pitfalls of fine-needle aspiration. Diagn Cytopathol 8:643–647

Bottles K, Chan JS, Holly EA et al (1988) Cytologic criteria for fibroadenoma. A stepwise logistic regression analysis. Am J Clin Pathol 89:707–713

El Hag IA, Aodah A, Kollur EM et al (2010) Cytological clues in the distinction between phyllodes tumor and fibroadenoma. Cancer Cytopathol 118:33–40

Herbert M, Mendlovic S, Liokumovish P et al (2006) Can hamartoma of the breast be distinguished from fibroadenoma using fine-needle aspiration cytology? Diagn Cytopathol 34:326–329

Iyengar P, Cody HS, Brogi E (2005) Pleomorphic adenoma of the breast: case report and review of the literature. Diagn Cytopathol 33:416–420

Iyengar P, Ali SZ, Brogi E (2006) Fine needle aspiration cytology of mammary adenomyoepithelioma: a study of 12 patients. Cancer 108:250–256

Jogai S, Al-Jasar A, Amir T et al (2004) Metaplastic mammary carcinoma with osteoclastic giant cells: a cytological mimicker of fibroadenoma. Cytopathology 15:334–336

Kollur SM, El Hag IA (2006) FNA of breast fibroadenoma: observer variability and review of cytomorphology with cytohistological correlation. Cytopathology 17:239–244

Krishnamurthy S, Ashfaq R, Shin HJ et al (2000) Distinction of phyllodes tumor from fibroadenoma: a reappraisal of an old problem. Cancer 90:342–349

Kumar N, Kapila K, Verma K (1998) Characterisation of tubular adenoma of breast – diagnostic problem in fine needle aspirates (FNAs). Cytopathology 9:301–307

Loh HL, Kumarasinghe P, Tan PH (2004) Recurrent breast lumps in a Chinese woman. Pathology 36:269–272

Maygarden SJ, McCall JB, Frable WJ (1991) Fine needle aspiration of breast lesions in women aged 30 and under. Acta Cytol 35:687–694

Michael CW, Buschmann B (2002) Can true papillary neoplasms of breast and their mimickers be accurately classified by cytology? Cancer 96:92–100

Ng WK, Chiu CS, Han KC et al (2003) Mammary pseudo-angiomatous stromal hyperplasia. A reappraisal of the fine needle aspiration cytology findings. Acta Cytol 47:373–380

Novotny DB, Maygarden SJ, Shermer RW et al (1991) Fine needle aspiration of benign and malignant breast masses associated with pregnancy. Acta Cytol 35:676–686

Psarianos T, Kench JG, Ung OA et al (1998) Breast carcinoma in a fibroadenoma: diagnosis by fine needle aspiration cytology. Pathology 30:419–421

Scolyer RA, McKenzie PR, Achmed D et al (2001) Can phyllodes tumors of the breast be distinguished from fibroadenomas using fine needle aspiration cytology? Pathology 33:437–443

Shet TM, Rege JD (1998) Aspiration cytology of tubular adenomas of the breast. An analysis of eight cases. Acta Cytol 42:657–662

Shimizu K, Korematsu M (2002) Phyllodes tumor of the breast. A cytomorphologic approach based on evaluation of epithelial cluster architecture. Acta Cytol 13:116–120

Simi U, Moretti D, Iacconi P et al (1988) Fine needle aspiration cytopathology of phyllodes tumor. Differential diagnosis with fibroadenoma. Acta Cytol 32:63–66

Simsir A, Waisman J, Cangiarella J (2001) Fibroadenomas with atypia: causes of under- and overdiagnosis by aspiration biopsy. Diagn Cytopathol 25:278–284

Simsir A, Waisman J, Thorner K et al (2003) Mammary lesions diagnosed as "papillary" by aspiration biopsy: 70 cases with follow-up. Cancer 25:156–165

Tse GM, Ma TK, Pang LM et al (2002) Fine needle aspiration cytologic features of mammary phyllodes tumors. Acta Cytol 46:855–863

Yeoh GP, Cheung PS, Chan KW (1999) Fine-needle aspiration cytology of mucocele like tumors of the breast. Am J Surg Pathol 23:552–559

Zhao C, Raza A, Martin SE et al (2009) Breast fine-needle aspiration samples reported as "proliferative breast lesion": clinical utility of the subcategory "proliferative breast lesion with atypia". Cancer 117:137–147

第 **8** 章

其他纤维上皮性病变

尽管日常临床和病理工作中乳腺纤维上皮性病变大多数是纤维腺瘤,但也可见到其他不常见的纤维上皮性病变。识别这些不常见的纤维上皮性病变很重要,因为其中一些有潜在的恶性生物学行为。术前确诊至关重要,只有这样才能妥善处理。这些病变包括叶状肿瘤、错构瘤和假血管瘤样间质增生。

8.1 叶状肿瘤

8.1.1 叶状肿瘤细胞学分级

叶状肿瘤的细胞学中,最值得关注的是其与更加常见的纤维腺瘤的鉴别。细胞学标准已经研究得相当全面,并已在第 7 章进行了讨论。细胞学还可对叶状肿瘤进行分级。叶状肿瘤的分级具有不确定性。一般来说,从良性到恶性叶状肿瘤的细胞学改变是细微、渐进的,将这些病变进行孤立的诊断分类是不可能的。考虑到叶状肿瘤的分级也是连续的,即便是依据组织学标准诊断也有困难,因此依据更缺乏结构特征的细胞学标准鉴别诊断更加困难。只有很少的文献报道评估了不同细胞学标准的应用,而且从仅有的这些报道中也没有得出确切的结论。这些研究应用的是与组织学同样的叶状肿瘤诊断及鉴别诊断标准。间质片段的存在及其特征是主要的鉴别特征之一。据报道良性叶状肿瘤常表现为少量到中等量的间质片段(图 8.1),而交界性到恶性叶状肿瘤表现为中等量到大量的间质成分(Bhattarai 等,2000)(图 8.2 和图 8.3),也有其他作者报道大量的间质成分与叶状肿瘤的级别无关(Shabb,1997)。此外,还有报道在良性叶状肿瘤中间质细胞的多形性很小,而在恶性病例中更为明显。在良性叶状肿瘤中没有单个散在的细胞与核分裂象,而在恶性叶状肿瘤中是存在的 (Bhattarai 等 ,2000;Shabb,1997)(图 8.4)。然而,未发现间质核大小在不同级别的叶状肿瘤中有差别(Shabb,1997)。另外,在恶性叶状肿瘤中,间质片段常较大,并表现为小梁状、编织状和树枝状形态(Jayaram 和 Sthaneshwar,2002)。

另一个常用的判定标准是背景中有单个散在的异型细胞。在良性叶状肿瘤中,这些单个细胞很少,没有异型性及核分裂象;而在恶性叶状肿瘤中,背景里的这些单个细胞数量较多,可见异型性及核分裂象(Bhattarai 等,2000;Shabb,1997;Jayaram 和 Sthaneshwar,2002)(图 8.5)。一些作者报道应用 p53 染色对鉴别诊断很有帮助,交界性到恶性叶状肿瘤显示着色率可达 55%,而良性叶状肿瘤不着色(Shabalova 等,1997);但研究观察的病例数少,未经验证,也没有被广

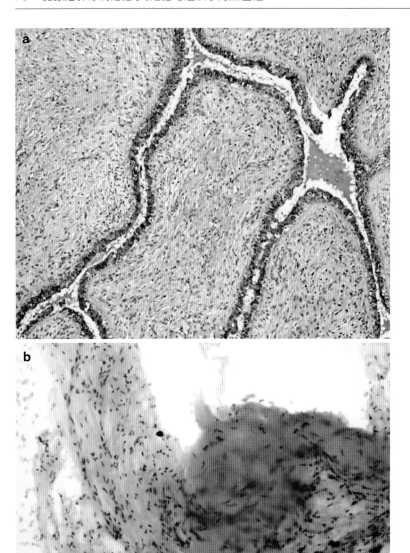

图 8.1　良性叶状肿瘤。(a)组织学显示间质细胞量轻度增加。(b)细胞学表现为少到中等量的间质片段。

泛接受。还有报道包括大汗腺化生细胞(可见于叶状肿瘤的各个级别，但在良性叶状肿瘤中更为多见)在内的其他细胞学标准。这也需要进一步经验验证其有效性(Jayaram 和 Sthaneshwar, 2002)。

8.2　错构瘤

8.2.1　临床表现和流行病学特征

错构瘤占所有乳腺良性肿瘤的 5%，可见于任何年龄段，大多数发生在 40 多岁女性。

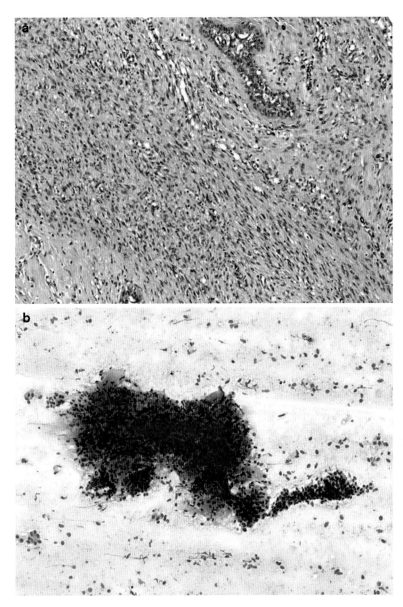

图 8.2　(a)交界性恶性叶状肿瘤。细胞间质有轻到中度异型性，可见散在核分裂象。(b)叶状肿瘤。细胞间质丛与上皮细胞聚集密切相关。

通常肿块界限清楚,镜下由数量不等的良性上皮成分、纤维组织和脂肪混合而成。可能会有特征性的影像学表现,但由于它是由正常乳腺组织成分混合而成,在病理学上不易确诊,尤其是在小的核芯针活检或 FNAC 中（Tse 等,2002）。错构瘤的细胞学特征少有报道。

8.2.2　细胞学表现

错构瘤的细胞学特征通常表现为细胞量少到中等,由良性导管和上皮细胞呈分支片状排列。可见到许多小叶结构。上皮成分与脂肪组织、纤维组织或骨骼肌混杂（图8.6）。这些表现见于近 55% 的病例中(Gomez-Aracil 等,2003)。在大多数病例,背景中还可见到裸核,但数量通常稀少。如有纤维间质片段,也不如其他纤维上皮性病变中明显(Herbert 等,2003)。据报道在少数病例中偶尔可见大汗腺化生细胞。

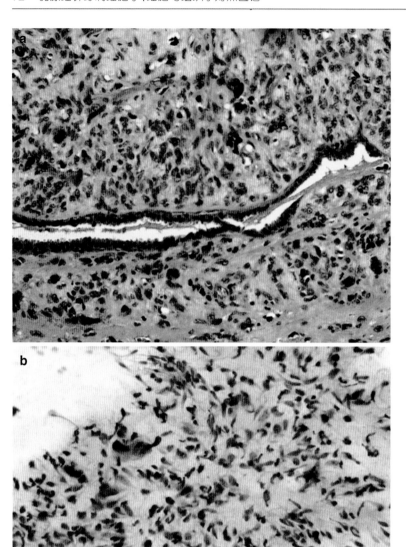

图 8.3   恶性叶状肿瘤。(a)间质细胞量丰富,多形性明显。(b)细胞学上间质片段细胞量多,明显多形。

8.2.3 鉴别诊断

细胞学要与纤维上皮性病变尤其是纤维腺瘤相鉴别。这两种病变通常细胞量中等,有导管、双极裸核和间质/纤维组织片段,细胞学形态很相似,但也有细微差别。与纤维腺瘤相比,错构瘤的穿刺中表现为间质片段相对较少或没有,而且可见更多完整的小叶,而这在纤维腺瘤中是见不到的(Singh 和 Nawaz,1998;Herbert 等,2006)。

8.2.4 处理原则

细胞学很少做出错构瘤的诊断,多数病例都会被诊断为纤维腺瘤。错构瘤的生物学行为完全是良性的,在某些特殊情况下才会考虑切除。

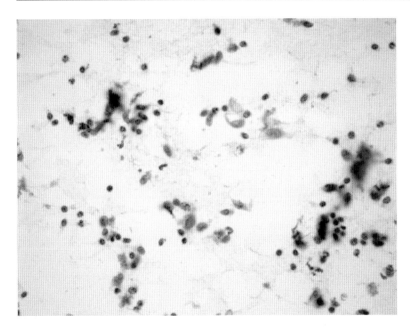

图 8.4 间质丛和梭形细胞的高倍镜观察，在恶性叶状肿瘤的涂片中，一些细胞表现为细胞质细长。

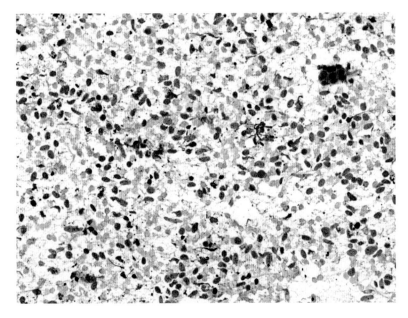

图 8.5 叶状肿瘤。散在的细胞表现为核梭形或卵圆形，核大小不一。

8.3 假血管瘤样间质增生(PASH)

8.3.1 临床表现和流行病学特征

PASH 可见于所有年龄段的患者，但在绝经前女性中更为常见。还可见于男性乳腺发育症的患者。较小的病变可能会偶然发现，而较大的结节呈孤立的质硬、边界清晰、活动性好的乳腺肿块，与纤维腺瘤类似。病理学上，PASH 可为结节状或作为其他病变(纤维腺瘤、叶状肿瘤、错构瘤)的一个组成部分(Virk 和 Khan，2010)。

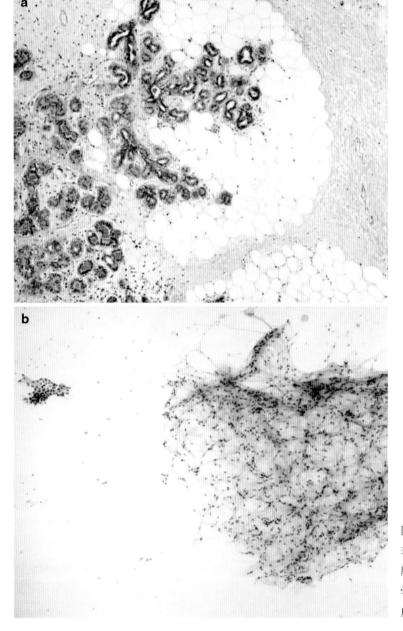

图 8.6　错构瘤。(a)组织学表现为成熟的脂肪组织与乳腺小叶混杂存在。(b)细胞学表现为纤维脂肪组织旁上皮细胞呈分支片状排列。

8.3.2 细胞学表现

PASH 的典型细胞学特征为细胞少到中等量，一些作者报道比纤维腺瘤细胞量少(Vicandi 等,1998;Lui 等,2004)。上皮细胞团多少不一,通常为实性,无分支(Lui 等,2004)或分支很少(Ng 等,2003)。这些上皮细胞片段是二维的(Spitz 等,1999)。有时一些上皮细胞有轻度异型性,有报道称约在20%的病例中存在异型性(Levine 等,2005)。另一方面,间质片段病例更少,细胞量通常较少(Lui 等,2004;Ng 等,2003;Spitz 等,1999)。有时还可见到挤压的碎片,在间质片段的边缘可见细长的间质细胞(Lui 等,

2004）。背景中双极裸核罕见（图 8.7）。

8.3.3 鉴别诊断

　　细胞学极难做出 PASH 的诊断。在一项报道中，所有 10 例 PASH 均未能正确诊断（Levine 等，2005），而另一项报道中超过 80% 的 PASH 病例被诊断为纤维腺瘤或纤维囊性变，其余病例被诊断为可疑（Vicandi 等，

1998）。显然，需要与纤维上皮性病变相鉴别，尤其是更为常见的纤维腺瘤。鉴别非常困难。多数 PASH 细胞学诊断为纤维腺瘤（Levine 等，2005；Vicandi 等，1998）。一些作者表示，在 PASH 中总的细胞量更少，细胞间质片段也更少，但这可能没有实际意义，因为这两种病变都是良性的，而且临床处理也相同。

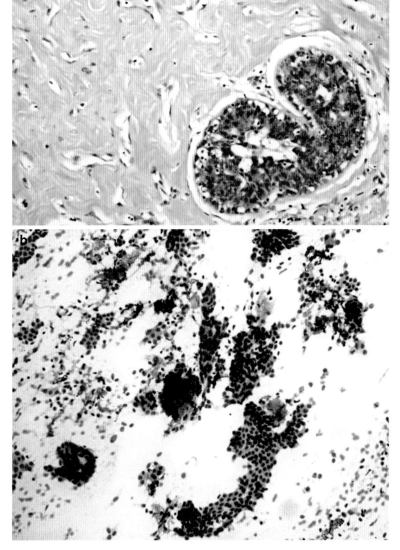

图 8.7　(a)PASH。组织学表现为肌成纤维细胞空缝吻合，与血管腔类似。(b)PASH 细胞学显示中等的细胞量。上皮细胞团表现多样，呈实性，分支少。(待续)

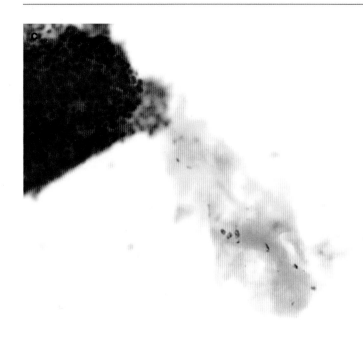

图 8.7（续）　(c)PASH 的细胞学显示间质片段细胞少。

8.3.4 处理原则

　　细胞学很少做出 PASH 的诊断，多数病例都会被诊断为纤维腺瘤。PASH 的生物学行为完全是良性的，在某些特殊情况下才会考虑切除。

（李香菊 译　曹箭 审）

参考文献

Bhattarai S, Kapila K, Verma K (2000) Phyllodes tumor of the breast. A cytohistologic study of 80 cases. Acta Cytol 44:790–796

Gomez-Aracil V, Mayayo E, Azua J et al (2003) Fine needle aspiration cytology of mammary hamartoma: a review of nine cases with histological correlation. Cytopathology 14:195–200

Herbert M, Schvimer M, Zehavi S et al (2003) Breast hamartoma: fine-needle aspiration cytologic finding. Cancer 99:255–258

Herbert M, Mendlovic S, Liokumovich P et al (2006) Can hamartoma of the breast be distinguished from fibroadenoma using fine-needle aspiration cytology? Diagn Cytopathol 34:326–329

Jayaram G, Sthaneshwar P (2002) Fine-needle aspiration cytology of phyllodes tumors. Diagn Cytopathol 26:222–227

Levine P, Nimeh D, Guth AA et al (2005) Aspiration biopsy of nodular pseudoangiomatous stromal hyperplasia of the breast: clinicopathologic correlates in 10 cases. Diagn Cytopathol 32:345–350

Lui PC, Law BK, Chu WC et al (2004) Fine-needle aspiration cytology of pseudoangiomatous stromal hyperplasia of the breast. Diagn Cytopathol 30:353–355

Ng WK, Chiu CS, Han KC et al (2003) Mammary pseudoangiomatous stromal hyperplasia. A reappraisal of the fine needle aspiration cytology findings. Acta Cytol 47:373–380

Shabalova IP, Chemeris GJ, Ermilova VD et al (1997) Phyllodes tumour: cytologic and histologic presentation of 22 cases, and immunohistochemical demonstration of p53. Cytopathology 8:177–187

Shabb N (1997) Phyllodes tumor. Fine needle aspiration cytology of eight cases. Acta Cytol 41:321–326

Singh M, Nawaz S (1998) Fine needle aspiration of breast hamartoma. Acta Cytol 42:437–438

Spitz DJ, Reddy VB, Gattuso P (1999) Fine-needle aspiration of pseudoangiomatous stromal hyperplasia of the breast. Diagn Cytopathol 20:323–324

Tse GM, Law BK, Ma TK et al (2002) Hamartoma of the breast: a clinicopathological review. J Clin Pathol 55(12):951–954

Vicandi B, Jiménez-Heffernan JA, López-Ferrer P et al (1998) Nodular pseudoangiomatous stromal hyperplasia of the breast. Cytologic features. Acta Cytol 42:335–341

Virk RK, Khan A (2010) Pseudoangiomatous stromal hyperplasia: an overview. Arch Pathol Lab Med 134:1070–1074

第 9 章

乳腺上皮增生性病变和高级别导管原位癌的细胞学

Nour Sneige, Gary Tse

9.1 引言

随着 X 线影像筛查的出现,更多不可触及的乳腺病灶被发现。三步评估的中心法则通常被视为乳腺病变评估的金标准,因此经常要进行某种形式的病理学评估。FNAC 和核芯针活检(CNB)都是常规应用的方法。对于临床难判断的病变而言,一般认为 CNB 优于 FNAC,因为这些病变往往只能通过结构紊乱、密度/肿块或更多是通过钙化进行评估。CNB 与 FNAC 相比,对恶性病变有更高的敏感性、特异性和阳性预测值,且取材不合格率更低(Tse 和 Tan,2010)。因此,许多中心更倾向于用 CNB 进行评估,单纯的细胞学检测在处理这类病变时有局限性。文献中仅有零星的报道肯定了在临床和影像学倾向这类病变时 FNAC 的有效性 (Zardawi 等,1999)。在筛查发现的病变中,临床和影像学表现可能是非特异的,而临床触诊阴性说明它们的临床特征也不显著。影像学上,这组病变大多数因为钙化、形成肿块或密度不均而被发现。与这类病变相关的钙化通常是小而非特异

的、分泌性钙化在纤维囊性变到低级别癌都能看到(Tse 等,2008)。病理学上,这组病变包括伴或不伴有异型性的特定的上皮增生性病变。不伴异型性的上皮增生性病变又可以进一步分为非增生性改变(轻度上皮增生)到增生性改变(中度上皮增生、旺炽性上皮增生和柱状细胞病变),伴有异型性的病变包括伴有非典型性的柱状细胞病变(即 FEA)、非典型导管增生、低级别导管原位癌和小叶瘤变(非典型小叶增生和小叶原位癌)。

9.2 乳腺非增生性病变

9.2.1 临床表现和流行病学特征

这类病变无症状,某些病例可能在 X 线筛查时因为钙化而被发现。

9.2.2 细胞学表现

细胞学上轻度上皮增生可显示单纯的、小到中等大小的上皮细胞团,偶见细胞间隙及明显的肌上皮细胞(图 9.1 至图 9.3)。偶尔也可见到大汗腺化生细胞。

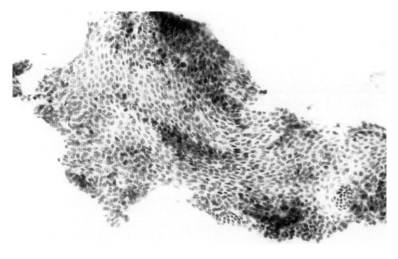

图 9.1　可见大片良性导管上皮细胞,单个上皮细胞温和、染色质无异常、核结构规则。

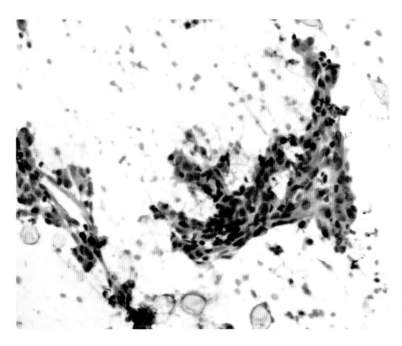

图 9.2　小片上皮细胞,细胞核轻微增大、拥挤,混杂肌上皮细胞。可见不太明显的小叶结构。

9.2.3 组织学

　　绝大部分乳腺活检标本都显示非增生性乳腺病变的组织学特征,这并不增加患者恶性肿瘤的风险。关于轻度上皮增生以及大汗腺化生和囊肿形成等其他常见改变在第 6 章中有描述。

　　轻度上皮增生是指基底膜之上的上皮细胞超过 3~4 层,并且有完整肌上皮细胞将

上皮和基底膜分隔。被累及的导管腔轻微扩张,管腔内有少许细胞团形成(Sneige,2000;Ducatman 等,1992)。

9.3 乳腺良性增生性病变

　　这类病变是无症状的,某些病例可在 X 线筛查时因为钙化而被发现。大多数病例中,FNAC 诊断是良性的,能够体现病变特

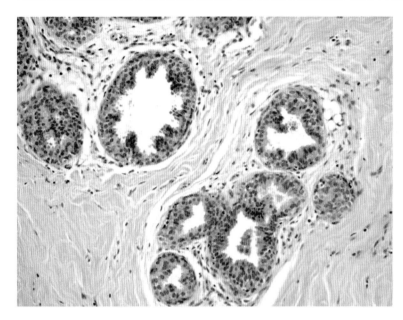

图 9.3　轻度上皮增生的组织学图像，小叶内上皮细胞层数轻度增加。上皮细胞形态温和。

征并使患者得到正确处理。然而，由于细胞学过诊断，不可避免地存在极少数假阳性病例。虽然在 FNAC 中这些假阳性病例通常比假阴性病例少很多，但假阳性细胞学诊断会导致患者被过度治疗。文献报道的假阳性率为 0~2%(Mendoza 等，2011；Rosa 和 Masood，2011；Arisio 等，1998；Ishikawa 等，2007；Feichter 等，1997)。据报道，导致 FNAC 假阳性的良性病变有导管和小叶增生以及妊娠改变。大多数情况下，影像学诊断是不确定的。细胞学鉴别诊断包括乳腺增生性病变这一类别中的所有病变。组织学上，这类病变呈现更高级别的上皮增生，有时伴随特异的结构改变。包括中度到旺炽性上皮增生、硬化性腺病和乳头状瘤。有人还将柱状细胞病变(包括柱状细胞增生)归入这类病变。硬化性腺病和乳头状瘤的细胞学改变在第 6 章和第 10 章讨论，此处不再赘述。

9.3.1　中度和旺炽性上皮增生

9.3.1.1　临床表现和流行病学特征

中度和旺炽性上皮增生可能是最常遇

到的不伴异型性的乳腺增生性病变。

9.3.1.2　细胞学表现

细胞学上，增生细胞团可显示大的复杂结构，并可见细胞间隙或细胞桥(Thomas 等，1995；Sneige 和 Staerkel，1994；Dawson 等，1995)。在旺炽性上皮增生中，可以很好地诠释 FNAC 的结构特征：有不规则伸出的细胞间隙或平行于桥长轴排列的上皮细胞构成的锥形桥(图 9.4 至图 9.6)。然而，穿刺中这种改变可能仅局限于一团或几团上皮细胞。在中度上皮增生中，细胞团更小，并伴有椭圆形核及边界不清的细胞质。肌上皮细胞很典型。背景中单个细胞数量不一。这些背景细胞量不能反映上皮增生程度。主要的鉴别诊断是低级别癌，它们也可以表现为轻度异型的单个细胞以及具有二级结构的大而复杂的上皮结构 (Sneige 和 Staerkel，1994)。

9.3.1.3　组织学

组织学上，中度到旺炽性上皮增生有相似的细胞形态，以增生细胞聚集使导管膨胀

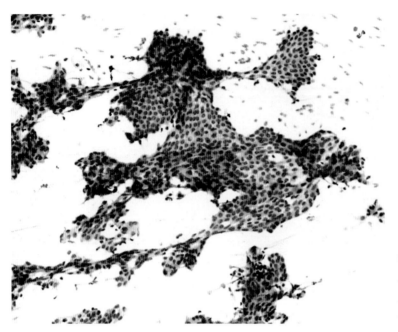

图 9.4　旺炽性上皮增生，表现为片状良性导管上皮细胞。周边可见肌上皮细胞。上皮细胞核呈梭形，部分核呈流水样排列。

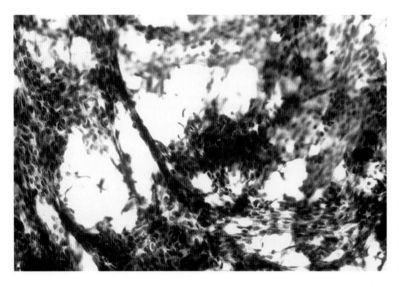

图 9.5　旺炽性上皮增生，表现为大片良性上皮细胞，核略呈梭形，细胞平行于细胞片段周边，呈线性排列。

为特点。细胞核圆形，形态多样，细胞核染色质也有多种形态，核膜纤细，核仁小。细胞边界不清。偶尔也会发现大汗腺细胞。中度和旺炽性增生的主要区别是结构上的差异。中度增生可形成小腺腔样增生，但罕有次级管腔，然而旺炽性上皮增生的细胞可形成裂隙样细胞间隙或次级管腔，尤其是在被累及的导管区域周围更多。梭形增生细胞的极向平行于细胞间隙的长轴或这些间隙之间的细胞桥。

9.3.2　硬化性腺病

9.3.2.1　临床表现和流行病学特征

硬化性腺病也是一种导致 FNAC 诊断困难的增生性病变。

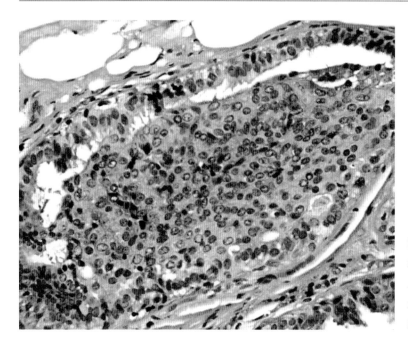

图 9.6 旺炽性上皮增生的组织学图像显示增生的良性上皮细胞黏附性好，核呈流水样。次级管腔位于周边，呈裂隙样。

9.3.2.2 细胞学表现

细胞学上，硬化性腺病表现为中等到丰富的细胞量，排列紧密的细胞团/小管由肌上皮细胞和完整基底膜包绕，背景中可见许多单个散在细胞或裸核（Silverman 等，1989）。细胞学特征密切地反映了组织学表现（例如，压缩及变细的小管以及硬化性间质），但在 FNAC 涂片中可能引起过度诊断（图 9.7）。

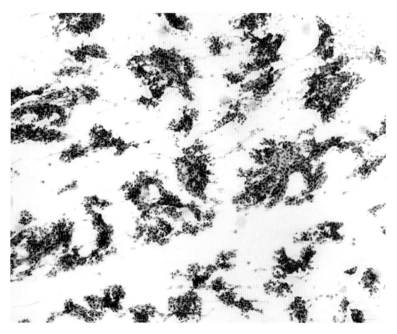

图 9.7 硬化性腺病表现为细胞量丰富，上皮细胞群紧密排列，呈小管状，周边有肌上皮细胞包绕。背景中可见单个散在细胞和裸核。

9.3.2.3 组织学

组织学上,硬化性腺病被定义为以小叶为中心,变形、硬化腺管数量增加的病变,通常超过相邻导管小叶单位的两倍。这些表现与上皮增生关系不明确,患者患癌的风险增加两倍(Jensen 等,1989)(图 9.8)。

9.3.3 柱状细胞病变

9.3.3.1 临床表现和流行病学特征

柱状细胞病变常见, 通常没有症状,仅因乳腺 X 线检查中相关的钙化而被发现或偶然发现。

9.3.3.2 细胞学表现

柱状细胞病变的细胞学改变还没有被完全阐释。涂片通常显示均匀一致的细胞团,细胞核轻度增大,轻度核多形,核仁数量不一,局灶核膜不规则,缺乏肌上皮细胞。通常散在细胞很少。可见细胞碎片,在三维细胞团中央的细胞呈现拥挤、重叠且极性消失。外周的上皮细胞呈栅栏样排列(图 9.9)。70%的病例背景中出现立方状到柱状的单个散在细胞(Saqi 等,2004)。

9.3.3.3 组织学

柱状细胞病变典型表现是膨胀的导管小叶单位,内衬细胞增加并呈柱状,细胞质顶端突起,核位于基底。管腔膨胀,可能出现絮状物和钙化(图 9.10)。某些病例中上皮增生可超过 4 层。而在一些病例中,上皮细胞表现为单一圆形细胞,细胞质稀少,患者曾有导管上皮非典型增生病史。此时病变称为柱状细胞病变伴异型或 FEA。结构依然平坦,没有管腔内团块形成。

9.4 上皮非典型增生

对于伴有非典型性的上皮增生性病变,需要强调的是,组织学和细胞学对非典型性的诊断可能并不完全一致——很多组织学诊断非典型性病变的细胞学诊断有良性也有恶性,同样的,有相当数量的细胞学诊断

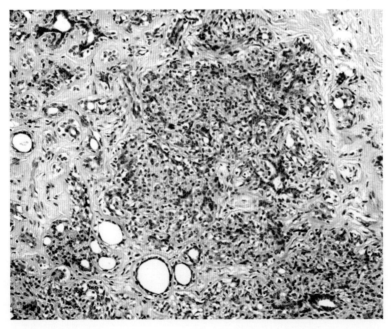

图 9.8　硬化性腺病的组织学表现,致密的纤维间质中肌上皮细胞围绕上皮细胞形成假浸润小管。

非典型性病变的组织学证实为良性或恶性病变。这可以被认为是这类病变诊断标准有重叠的有力证据。利用概率法对乳腺病变进行分类(Sneige,1993;NIH,1997),这些病变被归入细胞学非典型(C3)组。这类病变典型的细胞学特征为大部分是良性涂片,但有些形态特征让人不放心,如细胞拥挤、多形性和黏附性差等。或者,这些可能只是很少非典型细胞的涂片。有报道称在这些伴有非典型性的涂片中,细胞量少的占60%,而诊断错误约占20%(Al-Kaisi,1994)。

在细胞学非典型性分类中,大多数病例实际上是良性病变, 占55%~70%(Tran 等,2010;Lim 等,2004;Al-Kaisi,1994;Wang 和 Ducatman,1997;Mulford 和 Dawson,1994)。其中30%~45%被证实为恶性。有趣的是,仅很少数病例(如果有的话)组织学证实为非典型增生。

还有很多组织学上有非典型性的病变被 FNAC 漏诊。文献报道,FNAC 假阴性率为1.2%~10%(Rosa 和 Masood,2011;Arisio 等,

1998;Ishikawa 等,2007;Feichter 等,1997;Park 和 Ham,1997)。除外少数属于诊断性错误,大部分假阴性病例可归为真实的假阴性因素,在这些因素中病变小和异型性轻微是主要原因(Mendoza 等,2011;Arisio 等,1998)。触诊阴性病变是导致 FNAC 假阴性的重要病变,包括非特殊类型的浸润性导管癌和小叶癌在内的低级别肿瘤(Park 和 Ham,1997;Bulgaresi 等,2005)。即使 FNAC 能发现这类病变, 从而避免了假阴性诊断,但这些非典型性病变的细胞学鉴别诊断仍然存在困难。当我们仔细看过组织学基础病变后,造成这种困难的潜在原因就显而易见了。上皮非典型增生包括 FEA、ADH、低级别 DCIS 和小叶瘤变, 具有低级别细胞形态的共同特点,即具有均匀一致的单一圆形细胞核,核仁小,细胞质中等量,细胞界限清楚。核分裂活性没有明显增加,通常也没有明显的坏死。所有这些病变的鉴别要点在于它们具有代表性的结构和大小。FEA 的特征性结构是导管腔周围出现非典型细胞,且没有明

图 9.9　柱状细胞病变的穿刺涂片,柱状细胞相对单一,核轻微增大,轻度异型,并形成三维立体细胞团, 排列拥挤、部分极性消失。细胞团边缘有不明显的栅栏状排列。

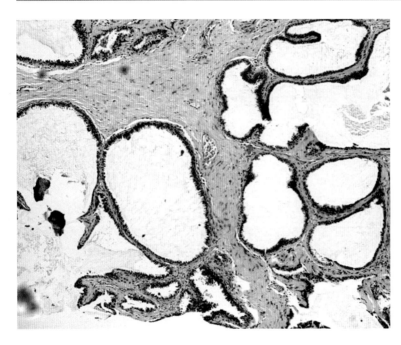

图 9.10　柱状细胞病变组织学显示扩张的导管小叶间隙，腔面上皮细胞核密集排列，呈柱状细胞病变。

显的管腔内团块。ADH 和低级别 DCIS 也有相似的细胞，但这些细胞形成管腔内团块。细胞排列成特定的几何结构，可以是实性或筛状结构。细胞极向通常是垂直于次级管腔之间的细胞桥，细胞垂直于基底膜排列。ADH 和 DCIS 的区别单纯基于大小或范围的不同，采用 2mm、3mm 或两个膜结合区作为分界点。同样的情况也发生在小叶癌中，"小叶瘤变"术语指从非典型小叶增生到小叶原位癌这一组病变，鉴别要点也依赖于病变累及的终末导管小叶单位。综上所述，这组病变的鉴别诊断是基于结构、大小或累及范围，而非细胞形态。实际上，分子证据也表明这些病变具有渐进的、类似的基因改变，因此有人提议这些病变可以看作是"低核级别乳腺癌及其前驱病变"(Abdel-Fatah 等，2008)。因此，这些病变的细胞学诊断很困难，很多时候必须要观察 FNAC 中组织片段以便评估一些结构特征。正确的鉴别诊断仍是一项具有挑战性的任务。

9.4.1　导管上皮非典型增生

9.4.1.1　临床表现和流行病学特征

导管上皮非典型增生(ADH)通常没有症状，仅因乳腺 X 线检查中相关的钙化而被发现或偶然发现。

9.4.1.2　细胞学表现

ADH 的 FNAC 形态多样。表现为非典型增生性改变，特征为细胞形态单一，均匀分布，核圆形、轻微增大，染色质细，核仁不明显。细胞黏附性下降，导致出现单个上皮细胞数量的变化。细胞排列大多呈筛状，但也可见到实性和微乳头状结构。肌上皮细胞罕见。背景是混合性增生上皮细胞，可伴有或不伴有非典型增生。还可见到散在的泡沫样组织细胞和钙化(图 9.11 至图 9.13)。

9.4.1.3　鉴别诊断

FNAC 中 ADH 与旺炽性上皮增生细胞

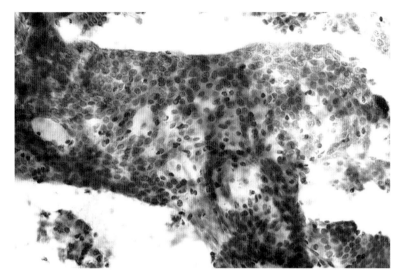

图 9.11　导管上皮非典型增生的细胞学形态表现为单一、均匀分布的上皮细胞片，核圆、轻微增大，染色质细，核仁不明显。偶见肌上皮细胞。上皮细胞呈模糊不清的筛状排列。

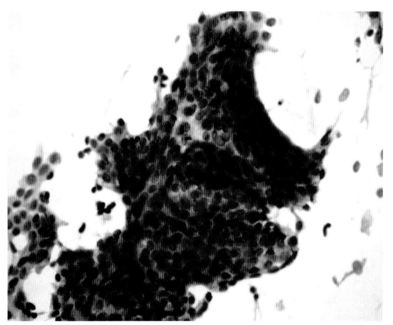

图 9.12　导管上皮非典型增生穿刺涂片，上皮细胞形态单一、核拥挤、轻度多形。周边可见肌上皮细胞。

学鉴别要点为前者细胞单一、细胞核均匀分布、核轻微增大及深染，而后者则表现为细胞核多样性、细胞呈流水样排列、有明显肌上皮细胞或可见大汗腺化生细胞(Sneige，2000)。

低级别导管原位癌(DCIS)和 ADH 的不同仅在于它们的大小，两者具有相似的细胞形态和结构。因为通过 FNAC 对这两种病变进行定量区分是不可能的，因此建议将 ADH 归入不确定(C3)类别并建议活检(NCI，1996)。

9.4.1.4　组织学

ADH 在组织学上定义为具有部分而非全部的低级别 DCIS 特征。两者的特征均是细胞形态单一及具有筛状或微乳头状结构。当病变大小不足以诊断低级别 DCIS 或细胞

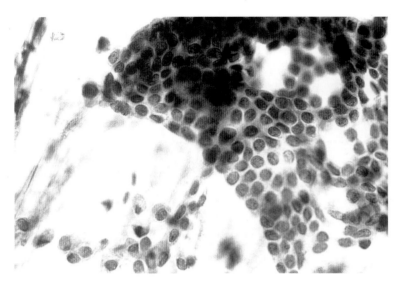

图 9.13 导管上皮非典型增生穿刺涂片, 上皮细胞形态一致, 染色质细腻, 核仁不明显。

结构异型性未累及导管时 , 即可诊断为 ADH。定义的另一种情况是当出现筛状或微乳头状 DCIS 的细胞形态和结构改变 , 但累及程度少于两个完整膜围绕导管时 (Page 等 , 1985)(图 9.14 至图 9.16)。因此 , ADH 和 DCIS 之间的差异是量变 , 而非质变。

9.4.1.5 处理原则

ADH 细胞学诊断被视为 C3, 建议活检。

9.4.2 低级别导管原位癌

9.4.2.1 临床表现和流行病学特征

一些低级别导管原位癌 (DCIS) 可有肿块形成 , 也有一些不形成孤立的肿块。在乳腺 X 线检查中可能因钙化而被发现 , 但是钙化形态通常不确定 , 与在伴有粉刺样坏死的高级别 DCIS 中见到的粗糙、多形和分支状

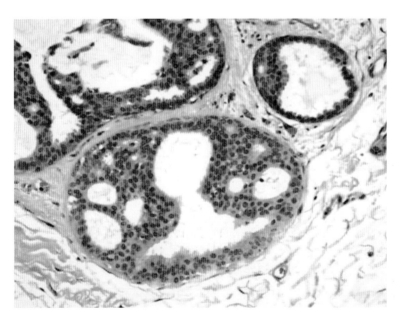

图 9.14 导管上皮非典型增生的组织学图像。导管内被覆上皮细胞增生 , 细胞圆形 , 核深染 , 并形成几何状圆形管腔。

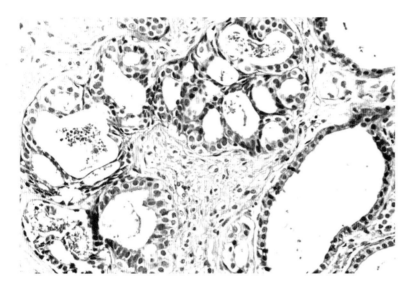

图 9.15　导管上皮非典型增生。上皮细胞均匀一致,并形成小的管腔。

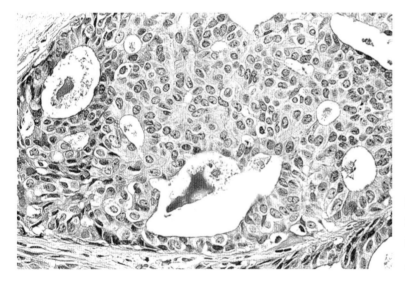

图 9.16　导管上皮非典型增生。相对一致的异型上皮细胞形成实性巢团,其中可见圆形管腔形成。

钙化不同。

9.4.2.2　细胞学表现

低级别 DCIS 细胞学是以形态单一的、小到中等大小的上皮细胞成群排列或单个散在为特征。细胞多角形或立方形,可有小核仁。可见核分裂象(Shin 和 Sneige, 1998)。偶见肌上皮细胞。细胞群结构排列多样,包括乳头状、筛状或实性(图 9.17 至图 9.22)。因细胞间黏附性下降程度不同,背景中单个散在细胞的量也有差异。因为这种细胞形态

差异,很大一部分此类病变在细胞学上被诊断为非典型上皮增生(Lilleng 等, 1992)。

9.4.2.3　鉴别诊断

低级别 DCIS 和 ADH 在细胞学上无法明确鉴别,因为二者的差别仅在于病变大小。如果穿刺物中出现数量较多的单一形态细胞和大量单个细胞,尤其是在至少两张涂片中均观察到此表现时,更倾向于诊断为低级别 DCIS,而不是 ADH。当细胞学诊断为 DCIS 时,应将其归入不确定和怀疑类别,建

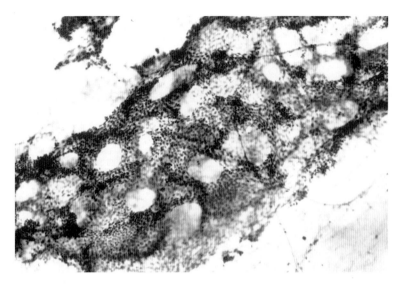

图 9.17　导管原位癌穿刺涂片，恶性细胞呈片状排列，细胞均一，可见较大的筛状组织片段。

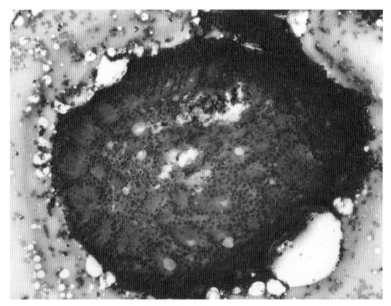

图 9.18　导管原位癌细针穿刺细胞学形态表现为实性结构，中央罕有管腔形成。在部分上皮结构中可发现筛状结构。

议进行组织学活检(NCI，1996)。

9.4.2.4　组织学

低级别 DCIS 组织学往往表现为形态单一的卵圆形到立方形的恶性细胞，呈几何排列或规则排列。单个细胞细胞质中等量，核轻度到中度异型。偶见核分裂象。低级别 DCIS 结构多样，通常为实性、筛状或乳头状，同一病变中可有上述混合排列(图 9.21 和图 9.22)。坏死不是低级别 DCIS 的特征。

9.4.2.5　处理原则

低级别 DCIS 的穿刺物不能明确做出浸润的诊断。如果怀疑这种情况，必须行组织学检查以评估浸润情况，这对于指导治疗意义重大。

9.4.3　小叶瘤变

9.4.3.1　临床表现和流行病学特征

小叶瘤变包括非典型小叶增生(ALH)

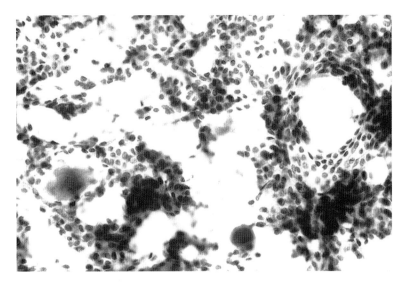

图 9.19　导管原位癌穿刺涂片，筛状结构以及小的管腔内钙化。

图 9.20　导管原位癌，单个低级别恶性细胞，核轻度多形，背景干净。

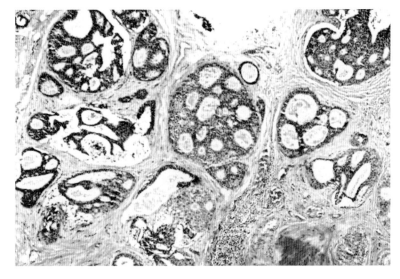

图 9.21　低级别导管原位癌组织学表现为单一细胞群形成筛状、几何状结构，导致导管和小叶扩张。

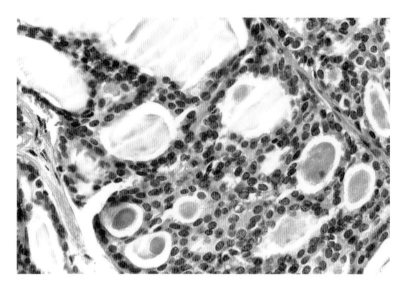

图 9.22　导管原位癌组织学表现为单一的肿瘤细胞，核轻度异型。

和小叶原位癌(LCIS)。二者的区别在于小叶原位癌通常比非典型小叶增生累及的范围更广泛。这类病变通常无临床症状，在病变邻近的良性病变中比病变本身更易见到钙化。

9.4.3.2　细胞学表现

细胞学形态特征反映了典型的组织学形态。细胞排列紧密或单个散在分布，也可同时出现。细胞小而一致，核偏位，细胞质内有空泡(图 9.23 和图 9.24)。

9.4.3.3　鉴别诊断

ALH 和 LCIS 及浸润性小叶癌的细胞学形态相似，但是由于 ALH 和 LCIS 通常无临床症状，穿刺涂片显示两种病变同时存在(大多数很可能是良性的)，因此很难对 ALH 和 LCIS 做出明确诊断。

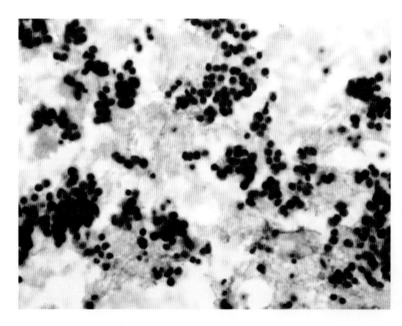

图 9.23　小叶瘤变，可见黏附性差的异常细胞，核轻度异型。可见不明显的单个细胞线性排列。

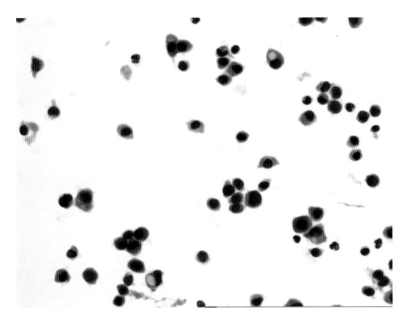

图 9.24　小叶瘤变，显示恶性细胞轻度核异型，形态小而一致，核偏位，细胞质内有空泡。可见不明显的单个细胞线性排列。

9.4.3.4　组织学

LCIS 组织学表现为小圆细胞增生导致导管和小叶呈实性巢团样膨胀，没有明显的管腔或腺泡形成及坏死（图 9.25）。细胞核圆，染色质细，核仁不显著。细胞质嗜酸到稍透明，可含有细胞质空泡。

9.4.3.5　处理原则

细胞学诊断为 ALH 或 LCIS 时，应将其归入不确定或怀疑类别，并建议进行组织学活检。

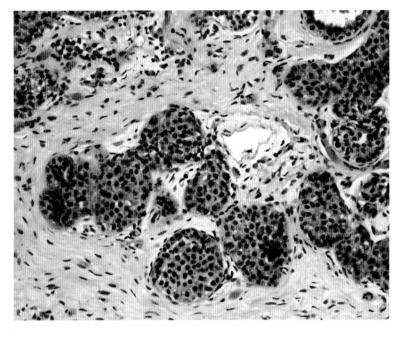

图 9.25　小叶原位癌组织学表现为单一的恶性细胞导致导管和小叶扩张。上皮细胞实性增生，缺乏管腔形成。

9.5 高级别导管原位癌

　　细胞学诊断乳腺导管原位癌存在争议，许多作者和有经验的病理学家认为不可能做出可靠的导管原位癌诊断，尤其在与浸润癌鉴别时。因此，大多数临床病理医生通常诊断为恶性，不报告病变是原位癌还是浸润癌，而留给随后的组织学评估。

　　乳腺原位癌细胞学特征尚未研究清楚。文献很少有关于 DCIS 的报道，小叶原位癌的相关报道更少。因为小叶原位癌和浸润性小叶癌有相同的细胞学形态，且无特异排列特征，如小叶原位癌可在导管间形成实性肿瘤巢，而浸润性小叶癌则表现为纤维间质内单个细胞线性浸润。对小叶原位癌细胞学诊断及其与浸润性小叶癌鉴别诊断的讨论是没有意义的。对于导管原位癌而言，需要注意低级别 DCIS 与 ADH 及低级别浸润性导管癌形态学有交叉，分子特征也相似。这组病变前面已讨论过。

9.5.1 细胞学表现

　　DICS 细胞学特征反映了组织学形态的异质性。其对分级诊断一致性很高，准确性超过 90%，对高级别 DCIS 诊断的准确性更高。据报道，对鉴别高级别和低级别 DCIS 有用的细胞学特征包括：高级别癌细胞大而多形，可有钙化，背景有坏死（局灶或弥漫）和巨噬细胞（McKee 等，1999），大核和核仁明显（Malamud 等，1992），上皮细胞呈实性或筛状排列（Sauer 等，2005）。而低级 DCIS 细胞学特征包括仅有中等到丰富的细胞量（与高级别 DCIS 的大量细胞相比），均匀一致的细胞呈现紧密的三维片状结构，细胞核小，核仁不明显。有时肿瘤细胞围绕一个中心管腔形成闭锁囊性或筛状结构。背景中可

看到大量单个细胞（Cangiarella 等，2003）。另外，有报道称肌上皮细胞在低级别 DCIS（51%）比在高级别 DCIS（27%）中更常见。

9.5.2 鉴别诊断

　　高级别 DCIS 主要的细胞学鉴别诊断是与浸润性导管癌的鉴别。广泛认为在二者之间进行准确、可靠的鉴别是不可能的，因此大多数情况下不建议采用细胞学鉴别，但有些特殊病例除外，比如当大部分相应的细胞学特征存在时（将在随后的章节中讨论），即使这样，浸润时也要在报告中注明可能存在假阳性或阴性。实际上，在诊断乳腺恶性涂片时，最好不要试图做结论性诊断。

　　文献报道有很多特征可以提示是否存在浸润：

　　1. 细胞学涂片中出现肿瘤细胞相关的间质片段或者肿瘤细胞在间质中浸润，被视为最可靠的浸润证据之一（图 9.26）。这一特征可在 69%~72% 的浸润癌涂片中观察到，而只见于 0~33% 的原位病变涂片（McKee 等，2001；Shin 和 Sneige，1998）。但也有一些作者认为这一特征没有帮助（Maygarden 等，1997）。

　　2. 在 24%~34% 的浸润癌中可见肿瘤细胞形成的管状结构，但仅有 0~7% 的原位癌涂片可以见到（McKee 等，2001；Shin 和 Sneige，1998；Bonzanini 等，2001）。此外，还有报道大部分具有小管结构的浸润癌涂片是低级别到中级别的，而在高级别浸润性导管癌细胞涂片中很少见到。

　　3. 细胞黏附性被认为是具有鉴别意义的特征。浸润涂片表现为恶性细胞黏附性下降。细胞黏附性被定义为出现筛状或乳头状结构且排列紧密的肿瘤细胞团，疏松的细胞团被认为是肿瘤细胞黏附性差（Bonzanini 等，2001）。有报道称这一特征有帮助是因为

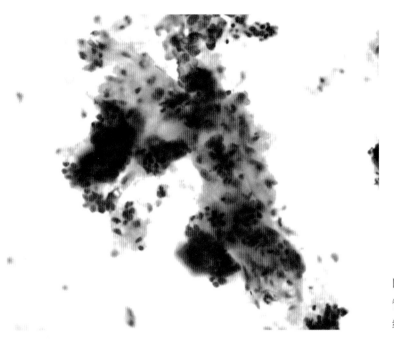

图 9.26　高级别浸润性导管癌细胞学涂片，显示肿瘤细胞浸润间质片段。

细胞高黏附性见于 88% 的原位癌涂片但只见于 28% 的浸润癌涂片。其他人报道还发现浸润癌比原位癌散在细胞明显增多（Bofin 等，2004）。

　　4. 一些研究者认为脂肪组织片段中存在肿瘤细胞更有帮助（图 9.27），因其可见

于 42%~72% 的浸润癌涂片但仅见于不超过 20% 的原位癌涂片（McKee 等，2001；Bofin 等，2004）。但其他作者未发现这一特征有何帮助（Maygarden 等，1997）。

　　5. 涂片中出现肌上皮细胞是否具有鉴别诊断意义尚存在争议。肌上皮细胞与肿瘤

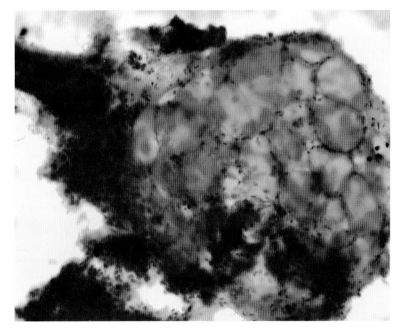

图 9.27　高级别浸润性导管癌细胞学涂片，显示脂肪组织片段中的肿瘤细胞。

细胞团混杂存在可见于 50%~86% 的原位癌涂片，但仅见于 7%~27% 的浸润癌涂片。另外一项研究用 p63 染色标记肌上皮细胞，发现在 60% 的原位癌涂片中阳性即存在肌上皮细胞，而浸润癌涂片中阴性即没有发现肌上皮细胞。尽管如此，专家认为用肌上皮细胞除外浸润是不可靠的，因为有报道乳腺浸润癌中肌上皮细胞高达 60%（Reis-Filho 等，2002）。

6. 还有文献报道对鉴别有用的其他细胞学形态特征，包括细胞核多形性明显、染色质粗、有核仁，这些都更常见于浸润癌涂片，与原位癌鉴别时有帮助（Bofin 等，2004）。但这些特征更多用于导管原位癌分级诊断，而不用于确定有无浸润。

7. 还有报道称背景中的钙化对评估浸润有帮助。据报道钙化更常出现在原位癌涂片中（50%~71%），而浸润癌涂片只有 15%~20%（Bofin 等，2004；McKee 等，2001）。

8. 一些报道称坏死和双极裸核的出现对鉴别浸润有帮助，但研究还不充分。

报道称在不可触及的乳腺病变中，FNAC 有助于诊断恶性和评估恶性涂片有无浸润。与可触性或高级别癌相似，存在小管结构、细胞质内空泡形成、成纤维细胞增生和弹力间质片段有助于预测浸润。对于不可触及的乳腺恶性病变，FNAC 经验仍然不足，这些特征的实际应用价值仍需进一步证实（Bondeson 和 Lindholm，1997）。

（杨欣　李忠武　译　曹箭　审）

参考文献

Abdel-Fatah TM, Powe DG, Hodi Z et al (2008) Morphologic and molecular evolutionary pathways of low nuclear grade invasive breast cancers and their putative precursor lesions: further evidence to support the concept of low nuclear grade breast neoplasia family. Am J Surg Pathol 32:513–523

Al-Kaisi N (1994) The spectrum of the "gray zone" in breast cytology. A review of 186 cases of atypical and suspicious cytology. Acta Cytol 38:898–908

Arisio R, Cuccorese C, Accinelli G et al (1998) Role of fine-needle aspiration biopsy in breast lesions: analysis of a series of 4,110 cases. Diagn Cytopathol 18(6):462–467

Bofin AM, Lydersen S, Hagmar BM (2004) Cytological criteria for the diagnosis of intraductal hyperplasia, ductal carcinoma in situ, and invasive carcinoma of the breast. Diagn Cytopathol 31(4):207–215

Bondeson L, Lindholm K (1997) Prediction of invasiveness by aspiration cytology applied to nonpalpable breast carcinoma and tested in 300 cases. Diagn Cytopathol 17(5):315–320

Bonzanini M, Gilioli E, Brancato B et al (2001) The cytopathology of ductal carcinoma in situ of the breast. A detailed analysis of fine needle aspiration cytology of 58 cases compared with 101 invasive ductal carcinomas. Cytopathology 12(2):107–119

Bulgaresi P, Cariaggi MP, Bonardi L et al (2005) Analysis of morphologic patterns of fine-needle aspiration of the breast to reduce false-negative results in breast cytology. Cancer 105:152–157

Cangiarella J, Waisman J, Simsir A (2003) Cytologic findings with histologic correlation in 43 cases of mammary intraductal adenocarcinoma diagnosed by aspiration biopsy. Acta Cytol 47(6):965–972

Dawson AE, Mulford DK, Sheils LA (1995) The cytopathology of proliferative breast disease. Comparison with features of ductal carcinoma in situ. Am J Clin Pathol 103:438–442

Ducatman BS, Wang HH, Connolly JL et al (1992) FNA identification of familial breast disease. Am J Clin Pathol 97(2):291

Feichter GE, Haberthür F, Gobat S et al (1997) Breast cytology. Statistical analysis and cytohistologic correlations. Acta Cytol 41(2):327–332

Ishikawa T, Hamaguchi Y, Tanabe M et al (2007) False-positive and false-negative cases of fine-needle aspiration cytology for palpable breastlesions. Breast Cancer 14(4):388–392

Jensen RA, Page DL, Dupont WD et al (1989) Invasive breast cancer risk in women with sclerosing adenosis. Cancer 64:1977–1983

Lilleng R, Hagmar BM, Farrants G et al (1992) Low-grade cribriform ductal carcinoma in situ of the breast. Fine needle aspiration cytology in three cases. Acta Cytol 36:48–54

Lim CJ, Al-Masri H, Salhadar A et al (2004) The significance of the diagnosis of atypia in breast fine-needle aspiration. Diagn Cytopathol 31:285–288

Malamud YR, Ducatman BS, Wang HH (1992) Comparative features of comedo and noncomedo ductal carcinoma in situ of the breast on fine-needle aspiration biopsy. Diagn Cytopathol 8(6):571–576

Maygarden SJ, Brock MS, Novotny DB (1997) Are epithelial cells in fat or connective tissue a reliable indicator of tumor invasion in fine-needle aspiration of the breast? Diagn Cytopathol 16(2):137–142

McKee GT, Tildsley G, Hammond S (1999) Cytologic diagnosis and grading of ductal carcinoma in situ. Cancer 87(4):203–209

McKee GT, Tambouret RH, Finkelstein D (2001) Fine-needle aspiration cytology of the breast: invasive vs. in situ carcinoma. Diagn Cytopathol 25(1):73–77

Mendoza P, Lacambra M, Tan PH et al (2011) Fine needle aspiration cytology of the breast: the nonmalignant categories. Patholog Res Int 2011:547–580

Mulford D, Dawson AE (1994) Atypia in fine needle aspiration cytology of nonpalpable and palpable mammographically detected breast lesions. Acta Cytol 38:9–17

NCI (1996) The uniform approach to breast fine needle aspirate biopsy: a synopsis. Acta Cytol 40:1120–1126

NIH (1997) The uniform approach to breast fine needle aspiration biopsy. Am J Surg 174:371–385

Page DL, Dupont WD, Rogers LW et al (1985) Atypical hyperplastic lesions of the female breast. A long-term follow-up study. Cancer 55:2698–2708

Park IA, Ham EK (1997) Fine needle aspiration cytology of palpable breast lesions. Histologic subtype in false negative cases. Acta Cytol 41:1131–1138

Reis-Filho JS, Milanezi F, Amendoeira I (2002) p63 Staining of myoepithelial cells in breast fine needle aspirates: a study of its role in differentiating in situ from invasive ductal carcinomas of the breast. J Clin Pathol 55(12):936–939

Rosa M, Masood S (2011) Cytomorphology of male breast lesions: diagnostic pitfalls and clinical implications. Diagn Cytopathol 40(2):179–184

Saqi A, Mazziotta R, Hamele-Bena D (2004) Columnar cell lesions: fine-needle aspiration biopsy features. Diagn Cytopathol 31:370–375

Sauer T, Lømo J, Garred O et al (2005) Cytologic features of ductal carcinoma in situ in fine-needle aspiration of the breast mirror the histopathologic growth pattern heterogeneity and grading. Cancer 105(1):21–27

Shin HJ, Sneige N (1998) Is a diagnosis of infiltrating versus in situ ductal carcinoma of the breast possible in fine-needle aspiration specimens? Cancer 84:186–191

Silverman JF, Dabbs DJ, Gilbert CF (1989) Fine needle aspiration cytology of adenosis tumor of the breast. With immunocytochemical and ultrastructural observations. Acta Cytol 33:181–187

Sneige N (1993) Fine-needle aspiration of the breast: a review of 1,995 cases with emphasis on diagnostic pitfalls. Diagn Cytopathol 9:106–112

Sneige N (2000) Fine-needle aspiration cytology of in situ epithelial cell proliferation in the breast. Am J Clin Pathol 113(suppl1):S38–S48

Sneige N, Staerkel GA (1994) Fine-needle aspiration cytology of ductal hyperplasia with and without atypia and ductal carcinoma in situ. Hum Pathol 25:485–492

Thomas PA, Cangiarella J, Raab SS et al (1995) Fine needle aspiration biopsy of proliferative breast disease. Mod Pathol 8:130–136

Tran PV, Lui PC, Yu AM et al (2010) Atypia in fine needle aspirates of breast lesions. J Clin Pathol 63:585–591

Tse GM, Tan PH (2010) Diagnosing breast lesions by fine needle aspiration cytology or core biopsy: which is better? Breast Cancer Res Treat 123:1–8

Tse GM, Tan PH, Cheung HS et al (2008) Intermediate to highly suspicious calcification in breast lesions: a radio-pathologic correlation. Breast Cancer Res Treat 110:1–7

Wang HH, Ducatman BS (1997) Fine needle aspiration of the breast. A probabilistic approach to diagnosis of carcinoma. Acta Cytol 42:285–289

Zardawi IM, Hearnden F, Meyer P et al (1999) Ultrasound-guided fine needle aspiration cytology of impalpable breast lesions in a rural setting. Comparison of cytology with imaging and final outcome. Acta Cytol 43:163–168

第 **10** 章

乳腺乳头状病变

Andrew S. Field，Gary Tse

10.1 引言

　　FNAC 诊断乳腺乳头状病变有争议，也比较令人困惑，至少部分是由于我们之前提到过的乳头状病变外科病理学定义不统一导致的，乳头状病变通常包括良性、交界性和恶性。

　　由于目前对于穿刺或 FNAC 诊断的"乳头状"病变都建议广泛切除，因此对 FNAC 诊断的乳腺乳头状病变应至少区分出良恶性，这样可能会对临床有帮助（Ueng 等，2009），而把这些病变笼统地归到"乳头状变"（Masood 等，2003）这一类别是不可取的。过去很多这类病变都被诊为"增生性病变"或"乳头状病变"，希望能通过活检或切除获得正确诊断。随着包括 X 线断层照相术、诊断性超声和 MRI 在内的乳腺影像学应用越来越多，影像学医生在诊断中的作用也越来越重要。我们应该尝试通过强调影像学与 FNAC 结果之间的潜在差异和提高联系临床、影像学和细胞学表现"三步检测"的准确性来获得特异性更高的细胞学诊断。

　　从一开始就明确术语"真性乳头组织片段"和"微乳头"的定义会有帮助，前者指含有纤维血管轴心的被覆上皮组织片段，后者指没有纤维血管轴心的圆形上皮组织片段，通过纤细的颈部与较大的上皮片段相连。

"乳头"则用来描述圆形的上皮片段，偶尔可见微钙化。

　　不同类型的上皮增生使乳头状病变或乳头状瘤复杂化，在乳头状病变的诊断中识别上皮增生并与低级别和中度原位癌或浸润性导管癌相鉴别至关重要。其他细胞学特征如间质片段的性质有助于导管内乳头状瘤的诊断及其与纤维腺瘤的鉴别诊断。

　　另一个重要指标是细胞量，这不但与病变性质有关，很大程度上还有赖于操作者的技术水平和制片方式。因此，在制作精良的涂片中观察涂片样本中心很容易评估细胞量，因为挤压造成的人为假象使细胞分散，只有在远离标签的涂片末端才开始出现。至关重要的是，乳腺 FNAC 中最常见的良性病变如纤维腺瘤可能会出现大量的上皮细胞，这与身体其他部位不同，后者细胞量丰富通常与恶性肿瘤有关。但是，在乳腺病变评估中细胞量仍然是一个重要指标，同时还可以衡量我们的诊断信心是否充足：取样中上皮细胞量越多，诊断的信心就越足。

10.2 导管内乳头状瘤

10.2.1 临床表现和流行病学特征

　　乳头状瘤可表现为孤立的中央型病变，

也可能会出现乳头溢液。影像学显示在扩张的导管内有超声回声强度不一的圆形病变,并可见明显的血流信号。同侧或对侧乳腺继发癌的危险性仅有轻微增加,双侧病变继发癌的危险性是单侧的两倍,而在伴有上皮增生的纤维囊性变、旺炽性上皮增生或放射性瘢痕背景中,多发性外周性小乳头状瘤的危险性增加多倍,与背景中的增生性改变类似。

10.2.2 细胞学表现

乳头状瘤通常表现为具有诊断意义的网状、星形组织片段,真性乳头组织片段少见。网状组织片段是由硬化的、有弹性的较细间质条带交织而成的,被覆良性导管细胞和肌上皮细胞,呈小管状结构,与腺病类似(图 10.1 和图 10.2)。星形组织片段是由硬化的或成纤维细胞组成的分支状的星形放射状轴心,其中含有纤细的不着色的弹性碎片,表面被覆导管细胞和肌上皮细胞增生(图 10.3 和图 10.4)。星形组织片段提示病变为完整的小乳头瘤或部分为常见于乳头

深部的较大的乳头瘤。这两种组织片段可有融合。

散在的细胞和双极裸核数量不一,且可能会被背景中的蛋白样物质或血液掩盖,也可能会出现较多的柱状细胞和大汗腺化生细胞。由于导管内出血甚或乳头瘤梗死,含铁血黄素细胞可能会比组织细胞多,后者可表现为乳头溢液。

一旦见到网状结构或星形组织片段,应评估被覆上皮和散在细胞有无异型性,评估指标包括核增大、核异型、深染、多形性、重叠排列。

上皮细胞片段中可有典型的旺炽性上皮增生形态,但见不到微乳头或明显的筛状结构。微乳头有纤细的颈部、圆球状边缘和僵硬的末端,核拥挤重叠,缺乏纤维血管轴心(图 10.5 和图 10.6)。尽管在细胞学上上皮细胞团可能表现为不规则的导管组织片段,但真性乳头相对少见。

乳头瘤梗死会产生不典型的小圆上皮细胞片段,但在血及含铁血黄素细胞背景中

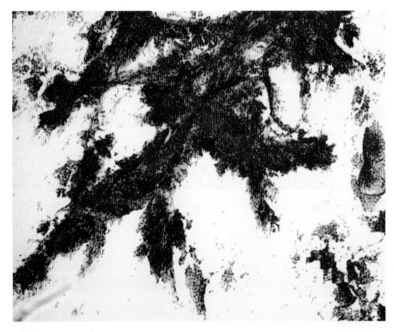

图 10.1 细胞学涂片可见具有纤维血管轴心的真性乳头片段。背景中可见成片良性增生的上皮细胞。

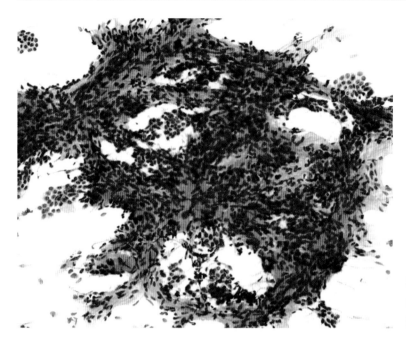

图 10.2　细胞学涂片中的网状片段，表现为被覆上皮细胞的间质成分。

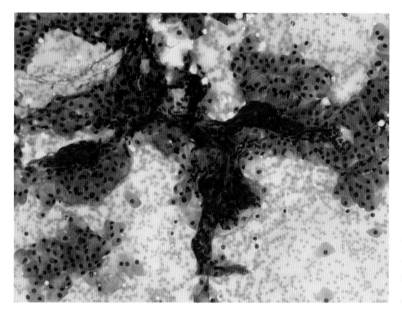

图 10.3　伴有硬化性纤维血管轴心的乳头状片段，有成纤维细胞、血管和肌上皮细胞。上皮细胞表现为大汗腺化生性改变。

识别导管内乳头状瘤的其他特征和细胞退行性变导致的核深染及异型性，可以避免做出恶性肿瘤的假阳性诊断。

背景可呈纤维囊性变和大汗腺化生细胞乳头状增生表现，可有被覆柱状的大汗腺化生细胞的真性乳头结构。这些细胞核浆比例低，核圆形，轻度核异型，并可形成很大的微乳头组织片段。尽管这些病例细胞量丰富并有微乳头组织片段形成，但大汗腺化生细胞无异型性，所以这些病变一般为良性病变。

幼年性乳头状瘤样增生涂片细胞量丰富，表现为大片的大汗腺化生细胞，有时可有增生的导管组织片段和类似星形组织片

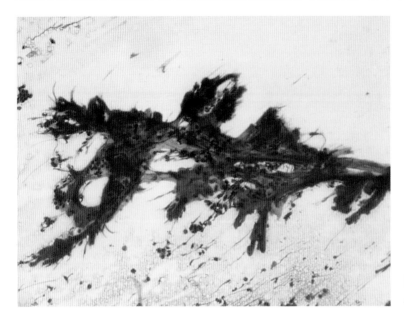

图 10.4　有分支状纤维轴心的乳头状片段。

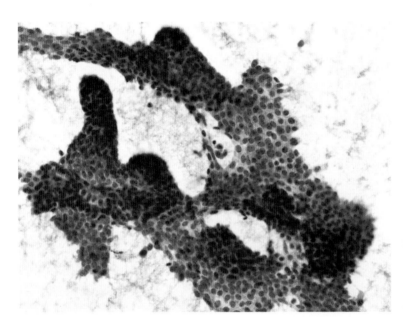

图 10.5　上皮片段可见微乳头形成。微乳头缺乏真正的纤维血管轴心。上皮细胞表现为核轻度多形性和拥挤。

段，具有纤细红染的纤维血管带状核心，常伴有较多肌上皮细胞（图 10.7 和图 10.8）。这些轴心没有乳头瘤星形片段所含的弹性纤维。涂片背景中有蛋白样物质，伴有数量不等但通常比较稀少的组织细胞。

尽管一些病例可能存在网状、星形结构和真性乳头组织片段，但上皮细胞量多（尤其未接受激素替代治疗的绝经后患者）、细胞分散程度较大及存在明确的核异型或结构异型性，在一定程度上决定了病变应报告为“导管内乳头状瘤伴有上皮非典型增生”并建议切除，而不是建议核芯针活检。掌握导管内乳头状瘤的诊断标准有助于避免做出恶性肿瘤的假阳性诊断，可推荐导管切除

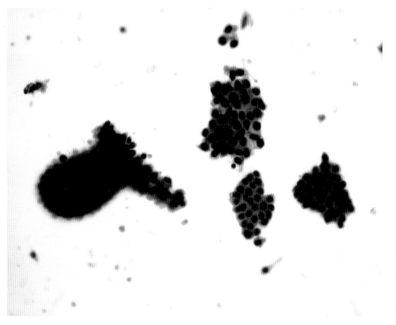

图 10.6　小的微乳头上皮片段。这些上皮细胞核圆形，轻度核深染，缺乏纤维血管轴心。

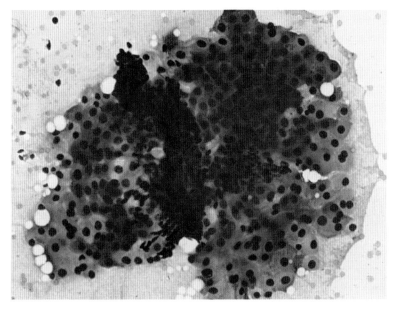

图 10.7　幼年性乳头状瘤病的较大片段，中心可见纤维血管轴心，周围被覆增生的上皮细胞，其中许多细胞表现为大汗腺化生。

或其他适合的外科治疗。

10.2.3 鉴别诊断

乳头状瘤的低倍镜下特征与上皮增生和放射性瘢痕相同，但后两者缺乏乳头状瘤的网状结构、星形和真性乳头片段。有必要对这些鉴别诊断特征进行详细讨论。

10.2.3.1 上皮增生

上皮增生 FNAC 前面已经讨论过。此处再强调一下其特征，即排列规则的肌上皮细胞核和三维结构的导管上皮细胞组成较大的双相型上皮片段。背景中的肌上皮细胞是诊断上皮增生的重要特征，表现为卵圆形双

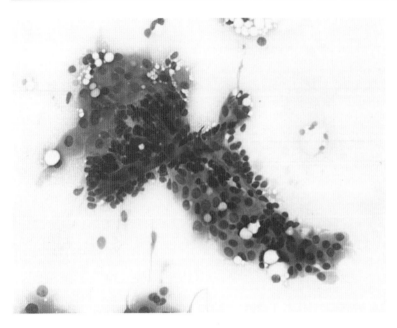

图 10.8　另一幼年性乳头状瘤病的乳头状片段，可见增生的上皮细胞，其中一些细胞表现为大汗腺化生。

极裸核，染色质匀细，无核仁(图 10.9)。

10.2.3.2　上皮非典型增生

　　FNAC 表现为上皮一定程度的细胞异型性，核拥挤、重叠、增大、深染和不规则，在局灶或全部上皮细胞中可能会很明显。还可见到结构异型性，如明显的散在细胞或呈筛状或微乳头状结构的复杂组织片段 (图 10.10)。

10.2.3.3　柱状细胞病变

　　细胞学上，扩张的终末导管和小管可表现为气球样组织片段，与"征服者头盔"类似，较小的组织片段和散在细胞则具有柱状

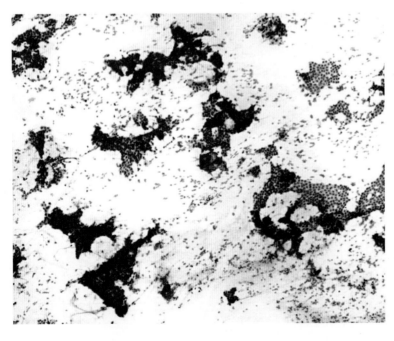

图 10.9　上皮增生的穿刺涂片，可见混杂肌上皮细胞的成片良性导管上皮细胞。一些上皮细胞片呈三维立体结构。

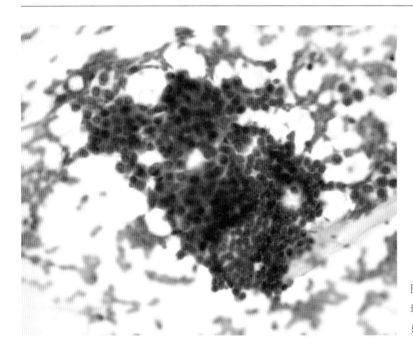

图 10.10　ADH 穿刺表现为增生的上皮细胞，形成不明显的管腔和初级筛状结构。

细胞特征，伴有肌上皮细胞和双极裸核。蛋白性背景中散在柱状细胞数量较多，一些含有柱状细胞的组织片段可表现为核增大、拥挤和异型，与外科病理学中同一病变形态一致。可见钙化(图 10.11)。

10.2.3.4　放射性瘢痕

　　放射性瘢痕 FNAC 常表现为细胞量丰富、散在导管细胞增加及出现增生的组织片段。具有"伴有纤维囊性变的旺炽性上皮增

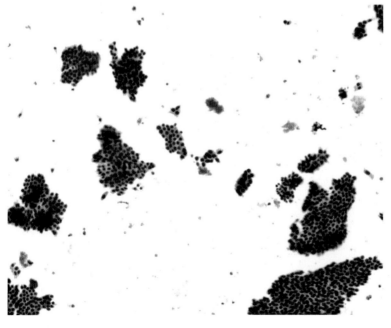

图 10.11　柱状细胞病变表现为由均匀单一的上皮细胞组成的气球样组织片段。背景中偶见单个柱状细胞。

生"的特点,细胞量丰富,并具有大量增生导管组织片段。低倍镜下形态观察对这类病变的正确诊断很关键。其低倍镜下形态与乳头状瘤很相似,两者的区别在于放射性瘢痕没有网状结构或星形组织片段(Field 和 Mark,2007)(图 10.12)。

10.2.4 组织学

导管内乳头状瘤的组织学特征变化很大,可以是局限在单个被覆单层上皮的导管内的单灶病变,其纤维血管轴心被覆导管上皮细胞,并有肌上皮细胞穿插其中,也可以是通过邻近导管网状分支的乳头状瘤(图 10.13 和图 10.14)。纤维血管轴心可硬化或很宽,其中的上皮成分可发生上皮增生、ADH 或低级别到中级别 DCIS(可能为乳头状)的改变。大多数情况下,在外科病理中很容易识别这些病变并将之与导管内乳头状瘤、浸润性病变区分。近期研究表明,FNAC能可靠地识别导管内乳头状瘤的各种形态及多种上皮增生,通常乳头状结构不典型,而是具有明显的片状上皮流水样排列和裂隙样间隙。但乳头状瘤中确实也可见到含

纤细的纤维血管轴心并被覆温和导管细胞和肌上皮细胞的真性组织片段(Field 和 Mak,2007)。

10.3 原位乳头状癌

10.3.1 临床表现和流行病学特征

原位乳头状癌的临床表现与导管内乳头状瘤相似,影像学表现也与乳头状瘤类似。因两者临床和影像学表现有明显的交叉,准确的鉴别还是要依靠病理学诊断。

10.3.2 细胞学表现

原位乳头状癌或导管内乳头状瘤的真性乳头组织片段含有纤细的纤维血管轴心及拥挤、重叠、多层的柱状上皮,这些上皮细胞表现为中度到明显的核增大和异型。组织片段缺乏肌上皮细胞核。这些组织片段与大量散在单个细胞分布在缺乏双极裸核的蛋白性背景中。见不到导管内乳头状瘤中具有的网状结构或星形组织片段,而且导管内乳头状瘤细胞核片状排列且更为规

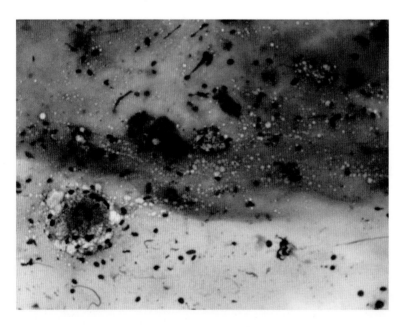

图 10.12 放射性瘢痕,可见散在的导管细胞和增生的组织片段,没有网状结构或星形组织片段。

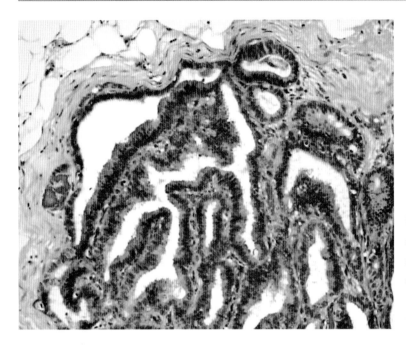

图 10.13　乳头状瘤的组织学图像显示在扩张导管内有较粗的纤维血管轴心，其上被覆导管细胞层及混杂其中的肌上皮细胞，扩张导管腔面被覆良性导管上皮。

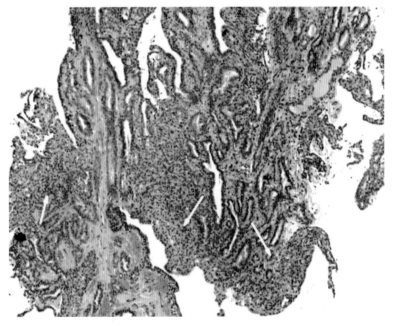

图 10.14　乳头状瘤的组织学图像显示由疏松纤维组织组成的较粗的纤维血管轴心。纤维血管轴心分支不规则。乳头状瘤中可见实性旺炽性上皮增生灶(箭头)。

则，没有明显的重叠，核轻微异型，可见肌上皮细胞和双极裸核(图 10.15 至图10.19)。

　　导管内乳头状癌微钙化可为沙砾样或更加不规则、成角，也可能会有轻微的双折射，而不是在高级别 DCIS 中所见的颗粒状，但这对鉴别诊断并没有太大帮助。如果

发现钙化，应结合影像学辅助诊断。

　　如果一些病例核或结构异型性程度比乳头状瘤上皮增生明显，但没有微乳头或筛状组织片段，应该报告为"伴有上皮非典型增生的乳头状瘤"；而如果异型程度特别明显，可以报告"疑似低级别到中级别导管内

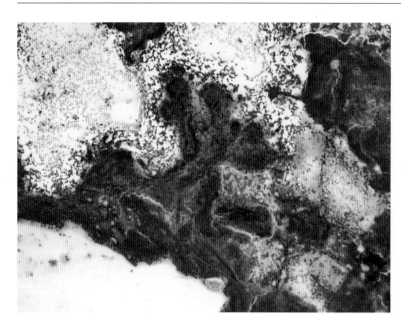

图 10.15　原位乳头状癌表现为大片重叠的上皮片段。

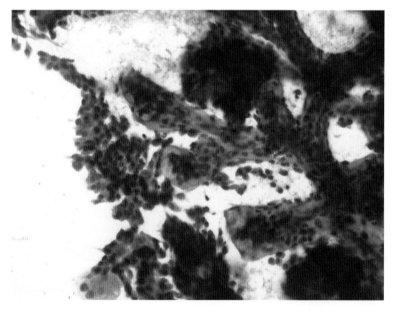

图 10.16　原位乳头状癌的乳头状片段,可见纤细的纤维血管轴心被覆轻度异型的上皮细胞,核拥挤。

癌"。细胞学上不宜做出"ADH"诊断。另外,这类病变有些甚至可能会被证实是低级别浸润癌,所以应当寻找浸润癌的特征,如出现拥挤而僵硬的异型小管、硬化间质片段被异型上皮线性浸润以及明显散在分布的异型上皮细胞。

10.3.3　鉴别诊断

10.3.3.1　良性乳头状病变

FNAC 中出现星形组织片段,其中核增大、轻度异型和排列紊乱虽然较轻微,但却

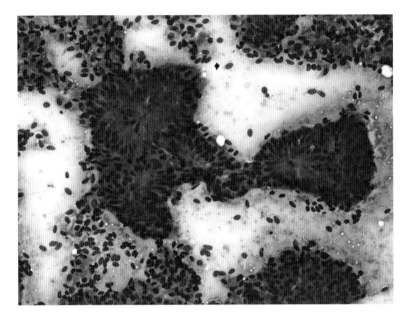

图 10.17 原位乳头状癌的乳头状上皮片段，可见上皮细胞轻度异型，肌上皮细胞缺失。

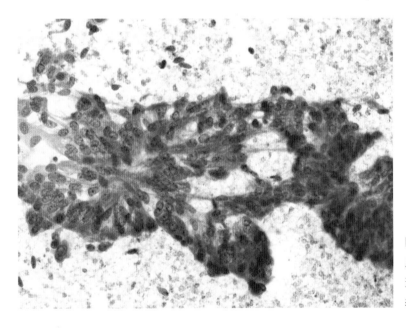

图 10.18 原位乳头状癌上皮细胞的细胞学特征，可见形态单一的上皮细胞团，核轻度异型。未见肌上皮细胞。

是支持原位乳头状癌诊断的有力线索，组织片段缺乏肌上皮细胞以及背景中没有双极裸核则使诊断更加确定。因为退行性变的核和凋亡碎片可能会与肌上皮细胞类似，因此评估时应当注意，只有那些核呈完全卵圆形且无核仁的才是肌上皮细胞。

10.3.3.2 其他类型的低级别原位癌

包括原位乳头状癌在内的大多数低级别原位癌的临床处理都是相似的，而且这些不同类型的原位癌常常混合存在。精确区分不同类型的临床意义不大。通常，巴氏染色

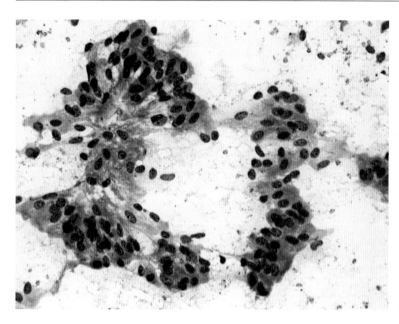

图 10.19　原位乳头状癌上皮细胞的细胞学特征，可见形态单一的上皮细胞团，核轻度异型。未见肌上皮细胞。

涂片中的筛状组织片段可以很好地显示特征性的筛状结构，很容易识别其穿凿样孔洞及放射状排列的核，核异型程度也比较易于评估。而在 Giemsa 染色涂片中很难区分筛状孔与上皮增生组织片段中的继发性裂缝样腔隙，但在一些病例中，几乎所有的组织片段都会出现较多的代表筛状结构的弹坑样或麻点样凹陷。

10.3.3.3　浸润性低级别导管癌

区分原位乳头状癌（和其他伴有筛状或实性片状结构的中低级别导管内癌）与浸润性低级别导管癌是很困难的。应该注意提示导管内癌和浸润的特征（小管、簇状间质、癌浸润的间质片段、细胞分散），但通常还是不能确诊。

10.3.4　组织学

原位乳头状癌通常表现为低级别癌细胞存在于导管内并导致导管扩张。细胞排列呈纤细并有分支的乳头状结构，伴有细长的纤维血管轴心。可见钙化，但坏死非常罕见。

上皮细胞团形态单一，伴有轻度多形性，染色质较细腻（图 10.20 和图 10.21）。相对于良性导管乳头状瘤纤维血管轴心和上皮之间有完整的一层肌上皮细胞而言，原位乳头状癌见不到肌上皮细胞。而且，与导管内乳头状瘤相比，原位乳头状癌上皮细胞量更多，纤维血管轴心更为纤细，结构也更加复杂。

10.4　实性乳头状癌

10.4.1　临床表现和流行病学特征

实性乳头状癌通常发生在年龄较大的患者，表现为缓慢生长的结节状肿块。结节通常为圆形，边界清楚，通常见不到浸润性边缘。影像学上这些特征也很明显。尽管乳腺肿瘤 WHO 分类把实性乳头状癌看作是原位（Tis 期）病变，但有时也被认为是浸润性病变。

10.4.2　细胞学表现

FNAC 样本细胞量丰富，细胞散在、呈

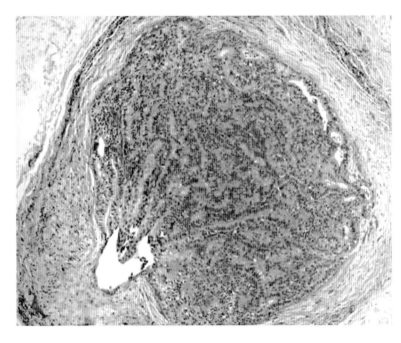

图 10.20　原位乳头状癌表现为纤细、复杂的纤维血管轴心被覆单一的增生上皮细胞。

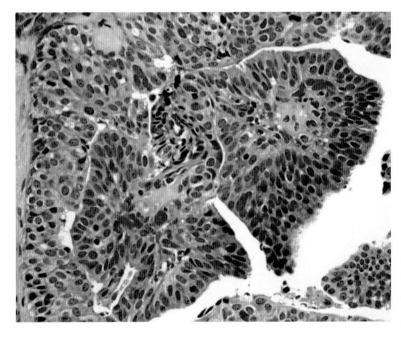

图 10.21　原位乳头状癌的组织学特征，轻度异型的上皮细胞层覆盖在薄而纤细的纤维血管轴心上，无肌上皮层。

不规则的组织片段或成片细胞以及特殊的纤维血管组织片段，其中螺旋形交织的毛细血管弯曲形成球状末端，内衬内皮细胞，腔内常有红细胞。黏附性差的上皮常常松散成片，并存在很多散在细胞，核低到中度异型。可有筛状组织片段，但见不到真性微乳头结构（图 10.22 至图 10.24）。

10.4.3　鉴别诊断

　　需与原位乳头状癌等其他低级别原位癌相鉴别。

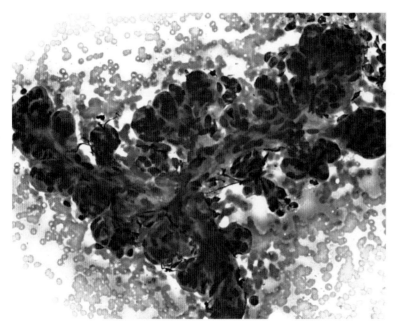

图 10.22　实性乳头状癌的上皮片段与特征性的具有球状末端的纤维血管组织片段。

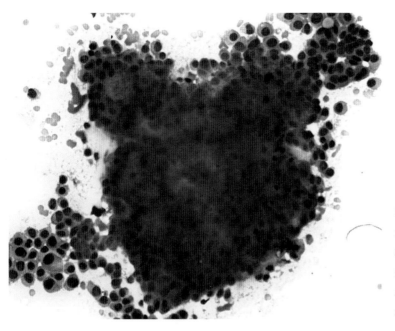

图 10.23　实性乳头状癌较大的细胞片段，具有圆形和较钝的球状末端。被覆上皮表现为核偏位、没有明显的核仁、细胞质颗粒状，提示有神经内分泌分化。

10.4.4　组织学

　　实性乳头状癌有筛状导管内成分。表现为多个导管充满实性增生的异型细胞，伴有一条或多条毛细血管环绕在上皮细胞之间，偶见其来自导管壁的毛细血管。部分实性乳头状癌表现为核流水样排列、染色质颗粒状（图 10.25 和图 10.26）。很多病例可能表达突触素和嗜铬蛋白等神经内分泌标记。导管可明显扩张，包绕在其周围及被覆毛细血管

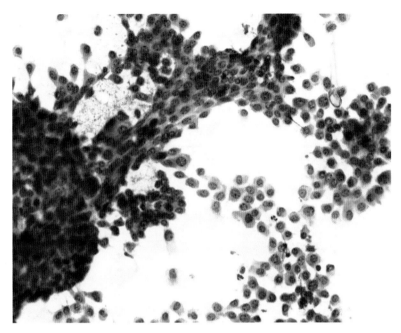

图 10.24　实性乳头状癌细胞学特征,显示上皮细胞核偏位、中到大量的颗粒状细胞质,提示有神经内分泌分化。背景中常可见到大量的形态相似的单个散在细胞。

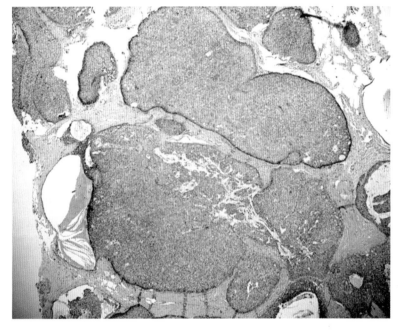

图 10.25　实性乳头状癌的组织学表现为导管内充满实性增生的异型细胞,上皮细胞之间环绕着一条或多条毛细血管。增生上皮中通常见不到纤维血管轴心。

祥的肌上皮细胞可变少或缺失。一些作者认为当出现实性乳头岛呈锯齿状、环绕肌上皮细胞完全缺失并伴有间质反应等组织学改变时,提示为浸润性病变。

10.5　包裹性乳头状癌(囊内乳头状癌、包被性乳头状癌)

10.5.1　临床表现和流行病学特征

　　包裹性乳头状癌的临床表现和流行病

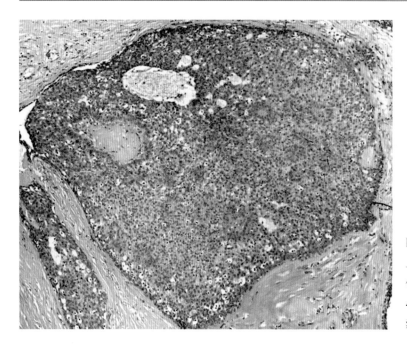

图 10.26 实性乳头状癌，上皮细胞充满整个导管腔；仅见到几个小纤维血管轴心。细胞核为梭形，呈特殊的流水样排列。

学特征与其他低级别乳头状癌相似。通常超声显示为不规则的囊性结构，伴或不伴有"壁增厚"区的不均匀回声，通常小于 3cm，也可见更大的病变。包裹性乳头状癌的囊壁和叶状乳头肌上皮细胞缺失，提示可能是具有圆形推进性边缘的浸润癌的一种惰性状态或者从原位癌到浸润癌的移行阶段。乳腺肿瘤 WHO 分类研究组 (2012) 认为包裹性乳头状癌是原位 (Tis) 病变。

10.5.2 细胞学表现

低级别或"贴壁"导管内癌细胞学涂片可有特征性轻度拥挤的微乳头状组织片段。核增大和异型性比较轻微，肌上皮细胞和双极裸核细胞罕见 (图 10.27 和图 10.28)。可诊断为"可疑低级别导管内癌，伴或不伴有浸润成分"。

部分病例 FNAC 标本中，大的囊性结构可能见不到上皮成分，而仅含有陈旧血、颗粒状蛋白性物质及含铁血黄素细胞。需要仔细观察寻找上皮细胞（推荐用 Cytospin 来处理"囊液"）；部分病例上皮可能退变或呈顶

浆分泌型，与反应性增生的良性囊肿出血区分有困难。有必要结合影像学结果分析，最好单纯切除。

10.5.3 鉴别诊断

1. 高级别 DCIS 可有簇状或初级微乳头状结构，通常与其他实性、中心坏死或筛状导管混合存在。这些病变 FNAC 涂片中可见大量散在核异型性明显的多形大细胞，可能有坏死或钙化。见不到真性乳头组织片段。可诊断为"伴或不伴有浸润成分的可疑高级别 DCIS"。

2. 多种不同类型的癌，包括小管癌、浸润性筛状癌、浸润性导管癌、黏液癌和极少数小叶癌等，均可发生于导管内乳头状癌，并浸润常为纤维性的管周组织。尽管可能混有乳头状或囊性成分，FNAC 形态总能看到浸润性成分。

10.5.4 组织学

这类少见病变的外科病理学表现为囊

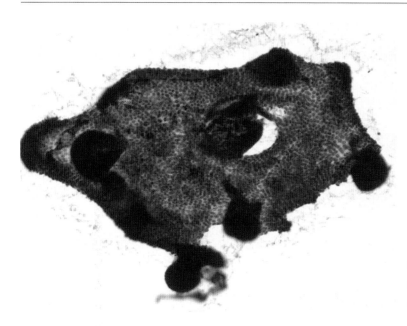

图 10.27　囊内乳头状癌的微乳头状组织片段，核轻度拥挤，并见特征性的僵硬的微乳头。

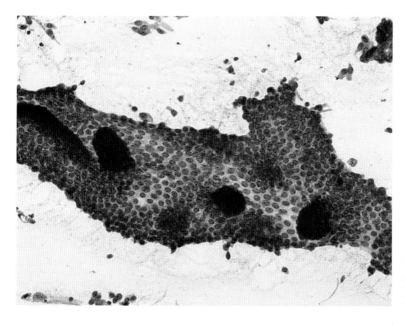

图 10.28　囊内乳头状癌细胞学特征，核轻度异型，并见僵硬的微乳头。

腔不同程度地被衬覆乳头状上皮(无肌上皮细胞)的纤细的纤维血管分支占据，有时乳头分支较拥挤，有时则仅有局灶树状乳头结构(图 10.29)。尽管使用多个肌上皮标记，囊性扩张的导管被覆的上皮层通常还是阴性(Collins 和 Schnitt，2008；Collins 等，2006)。从某种程度上说，细胞学涂片差不多。大多数作者认为这种病变的生物学行为与原位癌相似，临床处理也应该和原位癌一样。

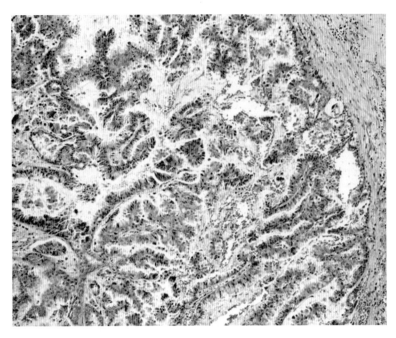

图 10.29　囊内乳头状癌组织学显示囊腔不同程度地被衬覆乳头状上皮（无肌上皮细胞）的纤细的纤维血管分支占据，囊结构不含肌上皮细胞。

（李香菊　译　　曹箭　审）

参考文献

Collins LC, Schnitt SJ (2008) Papillary lesions of the breast: selected diagnostic and management issues. Histopathology 52:20–29

Collins LC, Carlo VP, Hwang H et al (2006) Intracystic papillary carcinomas of the breast: a reevaluation using a panel of myoepithelial cell markers. Am J Surg Pathol 130:1002–1007

Field A, Mak A (2007) The fine needle aspiration biopsy diagnostic criteria of proliferative breast lesions: a retrospective statistic analysis of criteria for papillomas and radial scar lesion. Diagn Cytopathol 35: 386–397

Masood S, Loya A, Khalbuss W (2003) Is core needle biopsy superior to fine-needle aspiration biopsy in the diagnosis of papillary breast lesion? Diagn Cytopathol 28:329–334

Ueng SH, Mezzetti T, Tavassoli FA (2009) Papillary neoplasms of the breast – A review. Arch Pathol Lab Med 133:893–907

第 11 章

乳腺黏液性病变

11.1 引言

乳腺黏液性病变是指一组广谱的系列病变,从良性的伴有黏液分泌的纤维囊性变到黏液囊肿样病变及浸润性黏液癌(Tan 等,2008)。还有很多与常见"黏液性"病变相似的伴有间质黏液或黏液样物质的病变。

黏液是由特殊上皮细胞分泌的糖类复合物,偶可由结缔组织细胞分泌。通常,"黏液"指的是上皮细胞源性的细胞外黏性物质,而"黏液样"则是间叶细胞源性的。

除细胞外黏液相关的病变外,小叶瘤变、导管原位癌及浸润性小叶癌还可出现细胞质内黏液。间质黏液样变性可发生在纤维腺瘤、叶状肿瘤以及较为少见的多形性腺瘤和结节性黏液病中。

除了背景中存在黏液物质外,尽管黏液性病变的 FNAC 形态有重叠、可能会相互混淆,但还是有各自独特的细胞学特点。

11.2 黏液囊肿样病变

11.2.1 临床表现和流行病学特征

黏液囊肿样病变(MLL)最初被描述为类似于小涎腺黏液囊肿的良性病变(Rosen,

1986)。尽管不可触及的 MLL 越来越多地因细胞外黏液中形成的钙化而被乳腺影像学方法检测出来,但 MLL 也可以表现为可触及的肿块。

11.2.2 细胞学表现

MLL 的 FNAC 涂片细胞量少,表现为稀疏的双相型上皮细胞团漂浮在黏液湖中。可观察到散在的肌上皮细胞的双极裸核(图 11.1)。如果伴有 ADH 或 DCIS,可以形成异常排列形式,如筛状或上皮形成出芽状,但 FNAC 涂片诊断极为困难,一般需要组织学确诊。

11.2.3 组织学

组织学上表现为囊性扩张的腺体充满黏液,其中常可见到漂浮着稀疏的上皮细胞。黏液物质可穿破囊肿壁进入间质。MLL 可同时伴有从 ADH、DCIS 到浸润性黏液癌的异型上皮改变。

在 MLL 背景下,ADH 以及 DCIS 的诊断是依据传统的细胞结构特点,即当累及范围比较小(<2mm)、形态单一的上皮增生伴有结构异型时诊断为 ADH,而病变较大(>2mm)时则诊断为低级别 DCIS。因为二者区别依据的是病变范围大小,显然 FNAC 无法做出鉴别诊断,但细胞学可以报告有非典型增生的细胞团,可能为 MLL,并建议组织

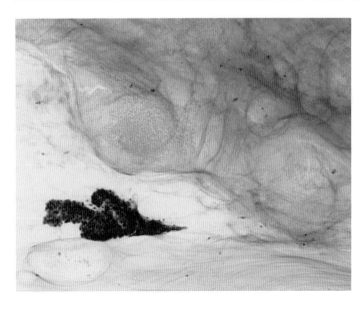

图 11.1　黏液囊肿样病变。良性双相型上皮细胞团漂浮在大量黏液物质中。

学证实。即便在组织学中,两种病变的鉴别也并非易事,因为局部细胞结构的异型可能不会影响到整个导管壁,而且导管的扩张也使得确定实际病变范围更加困难。

11.2.4 处理原则

因为无法排除更加凶险的相关病变,术前 FNAC 一旦考虑为 MLL,应立即手术切除。MLL 在 FNAC 或核芯针活检(粗针穿刺)中归为可疑或交界性病变(C3,B3)。针芯更粗大的 Mammotome 活检的出现,使得关于镜下见到少量小灶状导管外黏液湖是否应该接着行开放性切除的问题产生了争议。但就穿刺而言,针吸操作是不能去除镜下 MLL 的,所以还是应该行外科切除。

细胞稀少的黏液癌与 MLL 的鉴别也很困难,此时紧密结合临床影像及病理会有助于确诊。

11.3 黏液癌

11.3.1 临床表现和流行病学特征

黏液癌,又称为黏液样、胶样或凝胶样癌,是浸润性乳腺癌的一种特殊亚型,占全部乳腺癌的 2%, 发生于年龄较大的女性(Lakhani 等,2012)。预后好,10 年生存率超过 80%。影像学类似良性病变,轮廓为圆形。超声下表现为低回声肿块。临床表现为可触及的软组织肿块。

11.3.2 细胞学表现

黏液癌穿刺物上皮细胞量可多少不一。背景中可见黏液湖(图 11.2)。上皮细胞形态温和,类似良性细胞团,常可见细胞质尚存的完整细胞(图 11.3)。细胞核增大,大小不一。一些上皮细胞有浆细胞样外观,可有怪异核和双嗜性细胞质, 细胞质偶尔呈颗粒状, 这样的病例可能与组织学证实的神经内分泌分化相关。

11.3.3 组织学

漂浮在细胞外黏液湖中的恶性上皮细胞至少要占到肿瘤的 90% 以上才能被归入黏液癌, 预后极好 (NHS 乳腺筛查项目,2005)(图 11.4)。一些病理学家要求同时伴有低级别核(1 级或 2 级核)才满足此诊断,将核级别为 3 级的病变从黏液癌的诊断中

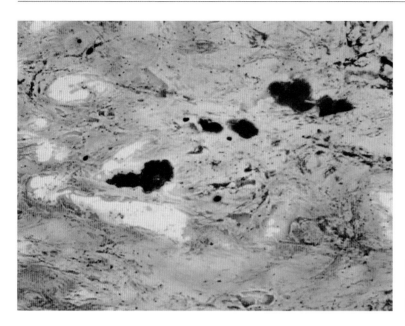

图 11.2　黏液癌。Diff-Quick 染色显示上皮细胞及黏液背景。

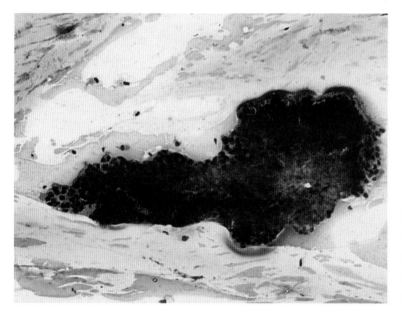

图 11.3　黏液癌。高倍镜下可见上皮细胞团，细胞核相对一致。可见异染性黏液物质以及几个散在有完整细胞质的细胞。

排除。黏液癌预后良好与黏液形成的屏障防止恶性上皮细胞播散有关，也与肿瘤细胞异型性小（尤其是在少细胞变异型）、血管生成少及细胞外黏液诱导的细胞毒性 T 淋巴细胞活性增强有关。

1980 年，Capella 等描述了 A 型和 B 型两种黏液癌，以及过渡形态 AB 型黏液癌。A

型黏液癌即经典型，有丰富的细胞外黏液，这种类型涂片细胞少而富黏液，易被误认为良性病变。B 型黏液癌是富于细胞的类型，有内分泌分化，有时呈印戒细胞样，这类病变通常不会被误诊为良性。近来利用全基因组寡核苷酸微阵列技术的表达谱研究发现，B 型黏液癌与神经内分泌癌属同一病变谱

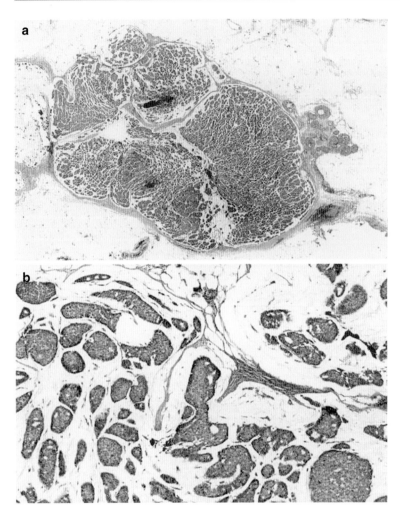

图 11.4　(a)局限性黏液癌低倍镜观，周边有导管原位癌岛。(b)高倍镜下表现为黏液湖中有实性肿瘤细胞巢。

系，而 A 型黏液癌是一种独立病变（Weigelt 等，2009）。

当经典型浸润性黏液癌形态占肿瘤的 50%~90%，而其余肿瘤由导管癌（非特殊型/非特异性）构成时，可以用混合性黏液–导管癌这一名词，其预后不良。这类混合肿瘤的 FNAC 因为导管成分会显示导管癌的细胞学特征，故不易漏诊。

11.3.4　处理原则

FNAC 对黏液癌的诊断以及与临床影像学相结合可作为治疗处理根据。

11.4　黏液性乳头状肿瘤

11.4.1　临床表现和流行病学特征

乳头状肿瘤包括多种病变，从良性导管内乳头状瘤、伴有 ADH 或 DCIS 的乳头状肿瘤到包括导管内乳头状癌、包裹性乳头状癌、实性乳头状癌及浸润性乳头状癌在内的恶性乳头状肿瘤（Lakhani 等，2012）。导管内乳头状瘤占乳腺活检中良性病变的 5.5%，表现为中央型或周围型肿块或者乳头溢液。相应恶性病变的发病率难以确定，其中乳头状癌占所有乳腺癌的比例不足2%。恶性乳头状病变的临床影像学表现类似于导管内乳头状瘤，更易出现血性溢液，在年长患者病变偶可增大。乳头状肿瘤的黏液可以出现在乳头病变所致的囊性扩张的导管内、病变细胞的细胞质内或增生上皮之间的小凹内。

11.4.2　细胞学表现

黏液性乳头状病变的 FNAC 表现为黏液背景中混杂分布着分支状的上皮团，偶可见到纤维血管轴心(图 11.5)。有时可以看到成小团或散在的柱状细胞(图 11.6)。良性导管内乳头状瘤中也可见泡沫样组织细胞和

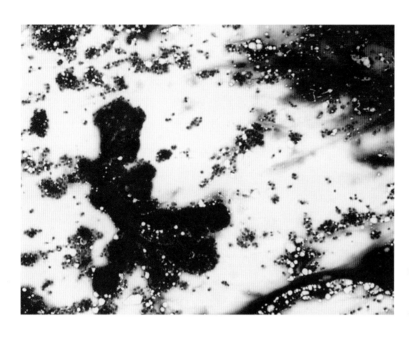

图 11.5　细针穿刺 Diff-Quick 染色显示在黏液及散在完整的细胞背景中可见乳头状上皮结构。

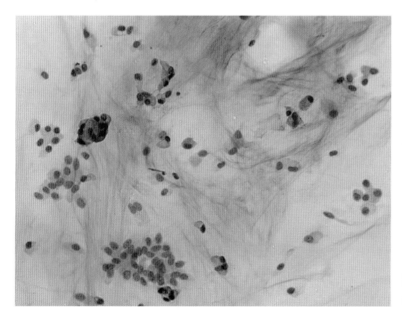

图 11.6　黏液背景中可见多角形和柱状细胞。

一些肌上皮细胞的卵圆形裸核。实性乳头状癌中可能会出现具有神经内分泌分化的梭形及浆细胞样细胞。因为良性乳头状瘤和恶性病变的形态有很多交叉，乳头状病变的细胞学诊断类别分为确定性病变及可疑病变（见第 10 章）。

11.4.3 组织学

组织学表现显示多种乳头状肿瘤。有细胞外黏液的多为实性乳头状癌，并有明显的神经内分泌分化区域，偶见梭形上皮细胞形态(图 11.7)。实性乳头状肿瘤中出现胞外或胞内黏液时，原位恶变且伴有神经内分泌分化的可能性会相应增加。恶性原位乳头状肿瘤的确诊需要包括 CK5/6、CK14 及 ER 在内的抗体组合辅助诊断。原位恶性乳头状肿瘤中上皮细胞 CK5/6 和 CK14 着色减弱或不着色，而导管壁周围包绕的肌上皮细胞明确阳性。在伴有普通型导管增生的良性乳头状肿瘤中，这些抗体表现为马赛克样不均匀着色。ER 免疫组织化学染色在恶性乳头状病变中表现为弥漫核阳性，而在良性病变中呈灶状着色。

11.4.4 处理原则

FNAC 诊断的黏液乳头状病变应当立即进行手术活检以明确诊断。

11.5　鉴别诊断

11.5.1 黏液样纤维腺瘤

黏液样纤维腺瘤的细胞学表现与黏液上皮肿瘤相似。黏液样纤维腺瘤具有鹿角状双相型上皮细胞团，黏液样背景中如果出现许多双极裸核和间质成分则有助于鉴别。纤维腺瘤多发生于年轻女性，而黏液癌则发生于年龄较大的患者，黏液癌临床影像学表现类似良性，其鉴别意义不大。对 MLL 来说，影像学上通常伴有钙化，当可见到肿块时，通常表现为多发结节，而这些结节与多个充满黏液的扩张导管有关(Khodeza Nahar Begum 等，2009)。

11.5.2 伴有黏液分泌的纤维囊性变

除了没有黏液背景，细胞学表现与纤维

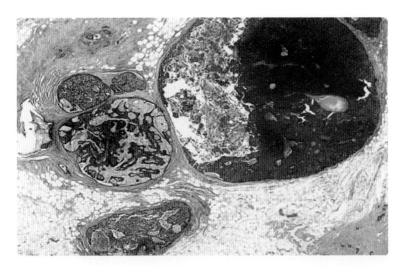

图 11.7　实性乳头状癌的低倍镜观，可见几个扩张的导管内充满黏液。

囊性变类似。细胞学上很难与良性 MLL 鉴别。

11.5.3 聚丙烯酰胺凝胶注射

注射聚丙烯酰胺凝胶进行隆胸的女性可因注射材料而出现乳腺肿块。FNAC 涂片细胞少,可见稀疏的良性上皮细胞团,有时在凝胶样非细胞背景中可见组织细胞和异物多核巨细胞。据报道,这种凝胶物质的 PAP 和 DQ 染色模式稳定,分别为多染性和多泡的亮紫罗兰色(Lau 等,2009)。

（杨欣 李忠武 译　曹箭 审）

参考文献

Capella C, Eusebi V, Mann B et al (1980) Endocrine differentiation in mucoid carcinoma of the breast. Histopathology 4:613–630

Khodeza Nahar Begum SM, Jara-Lazaro AR, Thike AA et al (2009) Mucin extravasation in breast core biopsies – clinical significance and outcome correlation. Histopathology 55:609–617

Lakhani SR, Ellis IO, Schnitt SJ et al (2012) WHO classification of tumors of the breast. IARC, Lyon

Lau PP, Chan AC, Tsui MH (2009) Diagnostic cytological features of polyacrylamide gel injection augmentation mammoplasty. Pathology 41:443–447

NHS Breast Screening Programme (2005) Pathology reporting of breast disease. The Royal College of Pathologists, Sheffield, UK, publication No 58.

Rosen PP (1986) Mucocele-like tumors of the breast. Am J Surg Pathol 10:464–469

Tan PH, Tse GM, Bay BH (2008) Mucinous breast lesions: diagnostic challenges. J Clin Pathol 61:11–19

Weigelt B, Geyer FC, Horlings HM et al (2009) Mucinous and neuroendocrine breast carcinomas are transcriptionally distinct from invasive ductal carcinomas of no special type. Mod Pathol 22:1401–1414

第 12 章

乳腺癌及其亚型

12.1 临床表现

浸润性乳腺癌是起源于乳腺终末导管小叶单位的恶性上皮性病变。乳腺癌很常见,据估计1/9的女性在其一生中可能会罹患乳腺癌。尽管乳腺癌最常发生的部位是乳腺的外上象限,但在有乳腺实质和副乳组织的任何地方均可发生。明确浸润性乳腺癌具体类型的主要目的是为了完善通过淋巴结分期、组织学分级、肿瘤大小及淋巴血管浸润等其他主要预后参数获得的潜在生物学行为预测及对治疗的反应等信息,我们已观察到不同形态病变的大量临床行为。一些患者肿瘤小,通过外科手术可以治愈,而其他患者可能在几年内死于肿瘤转移。乳腺癌的发生率随着患者年龄的增大而增加,很少发生于 30 岁以下且没有家族史的人群。临床上,乳腺癌大多表现为界限不清的肿块,有时会与皮肤或其下的肌肉粘连。不能触及的乳腺癌可以通过乳腺影像学筛查检查出来。

12.2 影像学表现

乳腺癌最常表现为肿块,影像上常显示为界限不清或带毛刺的肿块,可能伴有微钙化。超声表现为边界不清的不规则肿块,回声不均匀。一些亚型具有特殊的影像学特征,例如,浸润性小叶癌在乳腺影像上密度较低,可能会检测不到。黏液癌和髓样癌乳腺影像学和超声通常表现为边界清楚的肿块。

12.3 病理学表现

12.3.1 大体表现

肿瘤通常中等大小,表现为结节状或放射状界限不清的肿物。切面灰/白质硬。一些特殊亚型有独特的大体表现。小叶癌边界不清;小管癌通常较小,边界较清楚,伴有放射状表现,色泽灰色;黏液癌边界清楚,切面呈胶冻状;髓样癌通常边界清楚,质软,切面呈灰白或棕褐色;化生性癌通常是囊性的,伴有出血和坏死。

12.3.2 组织学表现

WHO 分类要求非特殊型成分占肿瘤病灶的 50%以上才可定义为"非特殊类型"(NST)乳腺癌。如果 NST 占肿瘤病灶的 10%~49%,称为 NST 与特殊类型混合型(Lakhani 等,2012)。NST 肿瘤被命名为浸润性导管癌,表现为多种不同的形态组合,有小梁状、片状、腺泡状以及巢状排列等。细胞有不同程度的异型性,常伴有局灶性坏死和相关炎症。经常伴有原位癌。间质可能有促结缔组织增生、弹性化，也可能只有轻微间质反应。越来越多的证据表明在Ⅲ级导管NST肿瘤中有一种特殊类型具有基底样分化。这类病例常见坏死和炎症，大体观边界清楚，细胞学上有独特的表现（参见本章后面内容）。浸润性小叶癌的细胞学特征是细胞黏附性差，形态相对规则，呈圆形或椭圆形，核偏位，有小核仁。细胞质较少，细胞质内可见空泡。小管癌可见不规则浸润的成角的小管，单层上皮细胞有尖嘴样突起。通常在中心透明区的小管结构数量较周边少。单纯性小管癌的管状结构是由轻度至中度的多形性细胞组成。筛状癌的特征是肿瘤细胞筛状排列形成浸润性岛状结构，肿瘤细胞细胞质嗜双色，细胞核低至中度异型。黏液癌的特征是细胞外黏液湖中可见巢状、小梁状、腺泡状或片状的上皮细胞，常伴有一些腺腔结构。细胞具有嗜酸性颗粒状细胞质，偶有细胞内黏蛋白。髓样癌的组织学特征很多年来一直有争论。WHO分类讲述了髓样癌的5种经典特征——75%以上呈合胞体样形态、缺乏腺样结构、中度/显著的淋巴浆细胞弥漫浸润、细胞核2~3级多形性以及肿瘤组织界限清楚。细胞内有空泡，核仁清楚且细胞边界不清。常见鳞状化生、坏死以及巨细胞反应。浸润性微乳头状癌的特征是嗜酸性细胞组成实性/管状上皮结构，周围有透明区包绕。癌巢无真正的纤维血管的核心。这种癌因为细胞岛周边细胞表达管腔上皮标记EMA导致细胞极向相反，形成"内外翻转"的形态特征。这种类型的癌组织分级大多较高。化生性癌包括一组异源性肿瘤。目前对这类肿瘤推荐使用描述性分类方法，具体分类如下：低级别腺鳞状细胞癌、纤维瘤病样化生性癌、鳞状细胞癌、梭形细胞癌、伴有间叶样分化的癌（软骨样、骨样、其他）

以及混合性癌。低级别腺鳞状细胞癌表现为在梭形细胞背景中分化好的腺样或小管状与鳞状细胞实性巢团混杂存在。周围可见成群淋巴细胞，有时呈"炮弹"样。乳腺纤维瘤病样化生性肿瘤是由温和的梭形细胞构成，细胞质轻度嗜酸，细胞核细长、两头尖细，染色质均匀分布，这些细胞穿插在纤维间质中，伴有不同程度的胶原化。细胞核轻度异型或没有异型性。梭形细胞呈波浪状排列，交织成束，长束指状延伸浸润邻近乳腺实质。鳞状细胞癌通常是囊性病变，囊腔被覆的鳞状上皮细胞有不同程度核异型和多形。肿瘤细胞呈片状、索状和巢状浸润周围间质，并引起明显的间质反应。常伴有明显的炎性浸润。棘层松解型鳞状细胞癌具有被覆非典型鳞状细胞的不规则腔隙，形成假腺管型或假血管肉瘤样形态，因此须记住要与血管肉瘤相鉴别。梭形细胞癌的特征是非典型梭形细胞排列成从人字形或互相交织的长束到席纹状（车轮状）的短束等各种不同的结构。细胞可呈长梭形或短梭形。细胞核通常中到重度多形。乳腺化生性癌的间叶成分通常是由多种间叶成分组成的，包括软骨、骨、横纹肌甚至神经胶质分化；乳腺化生性癌的上皮性区域可形成腺管、实性巢团和（或）鳞状分化灶。应当注意大部分的乳腺化生性癌充分取材后都是不同成分混合存在的。这些病例应当被记录为化生性癌，并将其特殊成分记录在最终报告中。大汗腺癌的特征是癌细胞的细胞质呈嗜酸性颗粒样，核增大，核仁明显。没有特殊的排列结构。浸润性乳头状癌的特征是具有以纤维脉管轴心为中心的恶性细胞岛。尽管可以看到很多小管状结构，但周边常见乳头结构。分泌性癌可有多种不同的结构形态，细胞有丰富的透明或空泡状嗜双色颗粒状细胞质，细胞内外均有明显分泌。腺泡细胞癌组织学上是由实性、微囊状和微腺性等复杂结构混合构成的。细胞核圆形或卵圆形,并有一个明显的核仁。有丰富的颗粒状细胞质,嗜双色或嗜酸性。颗粒呈亮红色,类似潘氏细胞的细胞质颗粒。富含糖原癌周边可能是浸润的,也可能有界限,恶性度高。细胞排列呈片状或巢状,罕见腺泡形成。有丝分裂象很多,可能有坏死。富脂质癌表现为浸润性边缘,细胞质透明或空泡状。通常恶性度较高。腺样囊性癌至少部分边缘呈浸润性,呈管状、筛状、实性或者混合性形态。肿瘤细胞具有双相性,多数细胞体积小,核深染,细胞质少(基底细胞样细胞)。可见含有无定形嗜酸性基底膜样物质的假腺腔。也能见到真正的腺腔,腔面被覆具有丰富的嗜酸性细胞质和圆形核的上皮细胞。尽管 Paget 病并非乳腺癌的特殊亚型,但由于它常经细胞学取材,因此我们在这里提一下。典型的组织学特征是乳头的鳞状上皮中有恶性腺上皮细胞。细胞学上表现为细胞大,核多形,细胞质丰富。乳头大体形态多样,可正常,也可发红或溃疡。Paget 病下方可伴有原位癌或浸润癌。

12.4 细胞学表现

12.4.1 常见表现

从临床、影像学、形态学和分子学角度来看,乳腺癌是一种异质性病变。尽管如此,乳腺细胞学诊断恶性肿瘤还是有其基本标准,这也适用于大多数肿瘤。大多数乳腺癌穿刺细胞量中等到大量,可见一些散在细胞。细胞间黏附性差本身没有诊断意义,但在乳腺 FNA 涂片中是诊断恶性的一个强有力的依据。这些散在细胞一般有保存完好的细胞质,而良性病变中观察到的散在细胞通常是裸核。大多数浸润癌的背景中及肿瘤细胞团的中央和边缘都见不到肌上皮细胞,而在一些 DCIS、小管癌和低级别导管癌病例中可见极少数肌上皮细胞。乳腺癌穿刺中还可见到程度不一的其他一些恶性指征,如细胞核多形、有核仁、核膜不规则及核分裂象等(图 12.1)。细胞质内空泡在恶性病变中更常见,而良性病变中罕见。当涂片背景中出

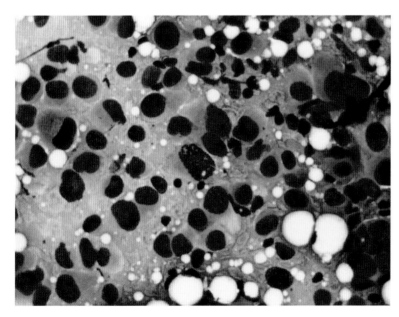

图 12.1　浸润性乳腺癌。乳腺穿刺可观察到主要恶性特征:黏附性下降、核多形、有核分裂象(MGG 染色)。

现与恶性病变相关的细胞碎片、坏死和炎症细胞时也有助于诊断。DCIS 的细胞学诊断以及 DCIS 与浸润癌的鉴别诊断一直有争议。因此，对于无法触及的乳腺病变，许多实验室正在用 CNB 和真空辅助活检代替 FNAC，这将在第 16 章进行讨论。还有一些提示浸润的指征，如出现弹力间质片段、肿瘤细胞浸润间质或脂肪组织、细胞质内空泡、小管结构等，也都无法明确浸润。尽管有前面所说的这些局限性，但不能成为乳腺病变研究中放弃 FNA 的理由。像所有乳腺病变一样，乳腺癌也应该采用临床、影像学和细胞学三步法来研究。对于一些细胞学无法明确鉴别是 DCIS 还是浸润癌的病例，影像学则有助于诊断（Kocjan 等，2008）。

12.4.2 非特殊型浸润性乳腺癌（导管型）

非特殊型浸润性乳腺癌（导管型）的细胞学表现随分化程度、有无坏死和间质增生的程度而有所不同。当乳腺穿刺出现以下细胞学特征时能够明确诊断为导管癌：涂片细胞量大、形态单一的细胞形成多种排列形式、细胞黏附性差、大量细胞质完整的单个上皮细胞散在分布，以及核染色质分布不均（图 12.1）。细胞排列成不规则的三维细胞团、合胞体样细胞群以及偶然见到的腺泡样结构。肿瘤细胞通常比正常导管上皮细胞大，多形，核仁通常比较明显。核偏位，使细胞呈浆细胞样。细胞质界限清楚，呈致密的颗粒状或者空泡状。可见血性背景，偶见坏死的细胞碎片，很少出现干净背景（图 12.2）。一般无肌上皮细胞和间质细胞。分化差的癌细胞呈明显多形性，核分裂象易见，而分化好的癌则为形态单一的细胞群，与小叶癌类似，但细胞量通常更大。具有明显核仁、坏死和中性粒细胞的高级别导管癌一般与激素受体阴性表型有关（图 12.3）（Dufloth 等，2009）。正如前面提到的，很难区分浸润癌与 DCIS。在这些病例中，出现恶性指征、缺乏肌上皮细胞和间质细胞以及与影像学表现相结合（三步检测）对做出正确诊断至关重要（Kocjan 等，2008）。怀疑为低级别癌的病例在最终手术之前应经 CNB 证实。

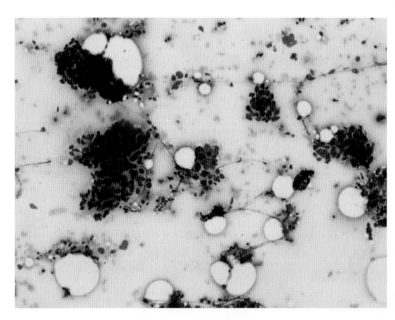

图 12.2　浸润性导管癌。成群伴有核异型的恶性上皮细胞，注意背景中有坏死的细胞碎片和炎症细胞（MGG 染色）。

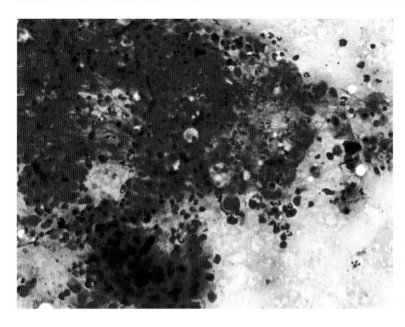

图 12.3 高级别浸润性导管癌，背景中有坏死和炎症细胞。组织学结果是三阴性乳腺癌(MGG 染色)。

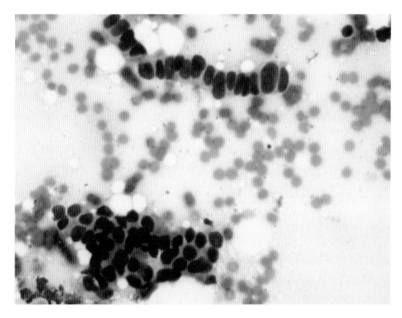

图 12.4 浸润性小叶癌。注意穿刺中可见恶性细胞排列成小的条索状(MGG 染色)。

12.4.3 浸润性小叶癌

浸润性小叶癌(ILC)的 FNAC 常表现为涂片细胞量少，细胞有轻微异型，罕见单个完整的上皮细胞。最有诊断价值的线索是穿刺中细胞有形成小条索状的倾向(图 12.4)。细胞核常偏位、圆形或卵圆形，染色质匀细，核仁小而明显。细胞质稀疏，透明或空泡状，

也可含有靶样小黏液滴。偶见印戒细胞样细胞。核/浆比例高。乳腺多形性小叶癌在临床和组织学上被公认为小叶癌的一个亚型(Simpson 等,2008)。在 FNAC 中识别这个类型是非常重要的，因为与传统的小叶癌相比,多形性小叶癌临床行为更具侵袭性。多形性亚型的特征是细胞更大,核异型性更明显,大约有 25% 的 FNAC 涂片被错误地归入

导管癌。ILC 是造成乳腺穿刺假阴性诊断的一个主要原因。主要原因是细胞数量少、细胞小。文献报道，ILC 中诊断出恶性的总敏感性是 76%。细胞学表现与临床和影像学表现不一致是避免假阴性诊断的关键（Menet 等，2008）。这些病例需要进一步做 CNB 以明确诊断。多形性亚型比经典型更易做出恶性诊断。这些病例与导管癌鉴别诊断可能是一个难题。

12.4.4 小管癌

小管癌穿刺的细胞量多少不一，表现为形态一致的、温和的上皮细胞形成很多黏附性好的上皮细胞团。细胞大多排列为小管状结构，可表现为棱角状或逗号样形态(图 12.5)。在低倍镜下有点像纤维腺瘤，但是仔细观察可以发现这种管状结构是三维立体的，有中心腔。上皮细胞极性消失，见不到肌上皮细胞。一些病例涂片中可见裸核和双极细胞，此时更要与良性病变相鉴别。偶见细胞质内有空泡的单个细胞，与小叶癌类似。因为细胞异型性很小且黏附性好，小管癌可能被误诊为

纤维腺瘤或纤维囊性变。由于恶性特征不明显，小管癌在细胞学的假阴性诊断中占了一定比例。特征性成角管状结构结合临床和乳腺影像学表现可提示正确诊断(图 12.6)。放射性瘢痕穿刺可表现为小管状排列的单一形态的细胞团，很像小管癌(De la Torre 等，1994)。疑为小管癌或放射性瘢痕的病例应进一步做切除活检以明确诊断。

12.4.5 浸润性筛状癌

浸润性筛状癌的 FNAC 表现为在血性背景中可见由温和的、核分裂不活跃的导管细胞组成黏附性好的片状和三维筛状细胞团。这些导管细胞核呈规则的圆形或椭圆形，染色质均匀分布，核仁不明显，有少量双嗜性细胞质。通常见不到肌上皮细胞和裸核。乳腺癌这一亚型上皮细胞团的周围或涂片的背景中常可见破骨细胞样多核巨细胞。这些巨细胞有多个椭圆形核（通常 10~20 个），染色质匀细，常见单个小而清楚的核仁和丰富厚实的双嗜性细胞质(图 12.7)。有时可在巨细胞细胞质中见到含铁血黄素颗粒。

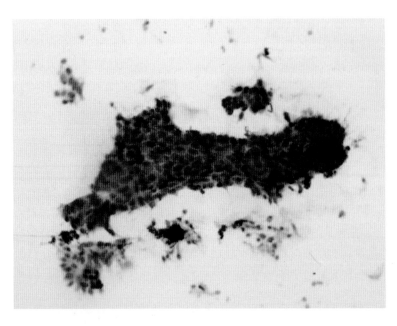

图 12.5　小管癌。穿刺可见形态一致的轻度多形的肿瘤细胞组成黏附性好的细胞团。细胞主要排列为棱角状或逗号样的管状结构。

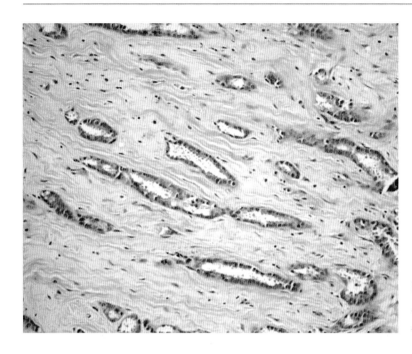

图 12.6 小管癌。组织学可见核异型性不明显的棱角状小管结构。

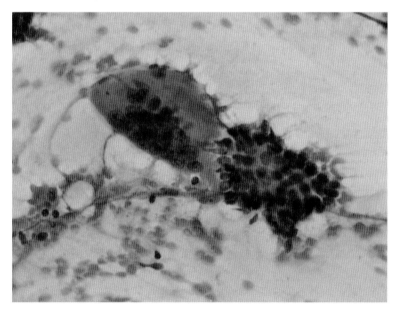

图 12.7 浸润性筛状癌。注意破骨细胞样多核巨细胞位于轻度多形的恶性细胞群的周边，核呈圆形或椭圆形（HE 染色）。

在低级别乳腺癌的这一亚型中还可见到成群肥大的梭形细胞和间质，因此更需要与纤维上皮性肿瘤进行鉴别诊断。

12.4.6 黏液癌

黏液癌的 FNAC 常可见到胶质物质，细胞量多少不一。三维细胞团被大量细胞外黏液样物质包绕，黏液样物质在 Diff-Quick 染色中呈异染性，而在巴氏染色中表现为线性或薄而纤细的蓝绿色物质（图 12.8 和图 12.9）。分支薄壁血管可能比较明显。细胞群大多紧密相连形成细胞球，但也可呈平铺片状或松散的细胞团。可见中等至大量的单个细胞，细胞小到中等大小，核圆形、偏位。一

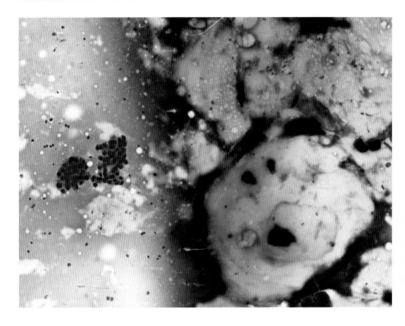

图 12.8　黏液癌。注意由大量细胞外黏液样物质包围的三维立体肿瘤细胞团，这些黏液样物质在 MGG 染色中有异染性（MGG 染色）。

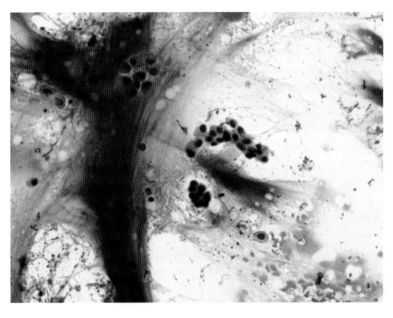

图 12.9　黏液癌。巴氏染色将背景中黏液染成纤细的蓝绿色物质（巴氏染色）。

般来说，黏液癌的核多形性是最小的（Stanley等，1989）。肿瘤细胞形态相对温和，且因大量细胞外黏液样物质导致细胞量减少，因此会造成假阴性诊断。当见到细胞外黏液样物质和单个散在恶性细胞时，应当怀疑为黏液癌。黏液癌应与黏液囊肿样病变相鉴别。黏液囊肿样病变穿刺与黏液癌一样，也含有大量细胞外黏液，但黏液囊肿样病变表现为少数上皮细胞呈平铺的片状结构，很少或没有单个细胞。可见肌上皮细胞。纤维腺瘤穿刺也可见到黏液样背景。但同时存在双极裸核和正常导管上皮，有助于与黏液癌的鉴别。

12.4.7 伴有髓样特征的癌

　　伴有髓样特征的乳腺癌仅凭细胞学不能做出明确诊断。诊断"典型"和"非典型"髓样癌有很多标准(包括大体和组织学特征)，但仍存在争议(图 12.10)。伴有髓样特征的癌的明确诊断需要评估组织切片以判断边界和其他参数，因此 FNAC 诊断只能对其做一提示，即当临床及影像学显示肿物为边界清楚、活动性好的病变时，结合细胞学结果可提示髓样癌。尽管如此，"髓样特征"还是可以在穿刺中识别的，而且对临床很

有帮助，因为这类肿瘤与 BRCA 1 突变及基底样表型有关(Lakhani 等，2012)。伴有髓样特征的乳腺癌穿刺通常细胞量较多，表现为淋巴细胞和浆细胞的背景中有大而多形的肿瘤细胞(图 12.11)。这种大细胞聚集成群、合胞体样或单个散在。细胞质匀细或颗粒状，边界不清，核不规则，染色质呈块状，核仁大(Akbulut 等，2009)。有时涂片中

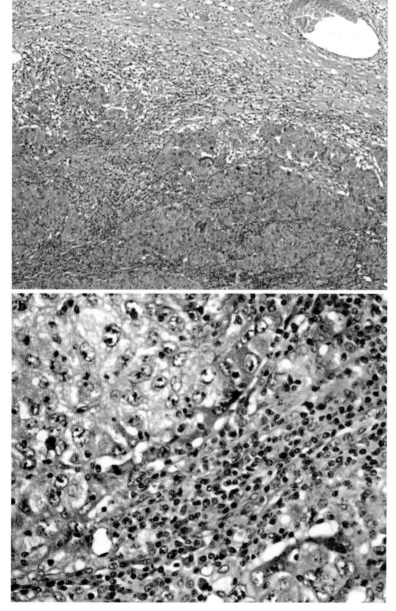

图 12.10　伴有髓样特征的癌。(a)组织学表现为边界清楚，合胞体样生长方式，显著的淋巴细胞浸润(HE 染色)。(b) 高倍镜下组织学表现为高级别泡状核，核仁明显，核分裂象多(HE 染色)。

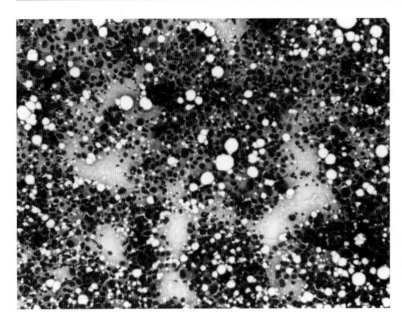

图 12.11　伴有髓样特征的癌。注意在淋巴细胞背景中可见大而多形的肿瘤细胞（MGG 染色）。

可能有大量的淋巴组织和少数几团非典型上皮细胞，或者肿瘤细胞表现为裸核，没有细胞质或只有一圈很窄的细胞质。基于细胞学特征，鉴别诊断包括伴有炎细胞浸润的低分化导管癌。这类病例穿刺主要由多形细胞组成的三维立体细胞团而不呈合胞体样。伴有髓样特征的癌如果位于乳腺尾叶，应与淋巴结转移癌相鉴别。结合临床表现有助于对这些病例做出正确诊断。乳腺原发性淋巴瘤或继发性淋巴瘤也是需要鉴别诊断的一种病变。淋巴瘤表现为散在恶性淋巴细胞，没有肿瘤性上皮细胞。

12.4.8 浸润性微乳头状癌

浸润性微乳头状癌的穿刺通常有中等至大量细胞，表现为紧密聚集的细胞团，散在细胞罕见（Lui 等，2007a）。边缘成角或扇形的桑葚样细胞团是其主要的排列形式（图 12.12 和图 12.13）。细胞核常高度异型。见不到伴有纤维血管轴心的成熟乳头状结构。细胞学上，浸润性微乳头状癌可与乳腺的乳头状病变、转移癌（尤其是卵巢浆液性

乳头状癌）甚至良性增生性病变类似。在乳头状肿瘤中通常能见到纤维血管轴心的乳头状结构。沙砾体更常见于转移性浆液性癌，但最终的鉴别诊断应当依靠临床病理表现。

12.4.9 化生性癌

乳腺化生性癌（MBC）包括一组异质性很强的乳腺恶性肿瘤，其特征为由常见乳腺癌类型（如浸润性导管癌或小叶癌）与化生性成分组成的复杂混合体（Lakhani 等，2012）。化生性成分可以再分为同源性（如鳞状细胞和梭形细胞）或异源性（如软骨、骨和横纹肌样成分）。依据化生的定义和类型，这类肿瘤占所有乳腺癌的比例小于 1%~3%。有关MBC 的细胞学特征文献中报道不多。已报道的细胞学特征反映了肿瘤的形态学异质性（Lui 等，2007b）。MBC 的 FNAC 中可有不同类型的肿瘤细胞，包括导管细胞、梭形细胞和鳞状细胞（图 12.14）。穿刺物液化性坏死及蛋白样或黏液性的背景有助于这种肿瘤的诊断，但并不特异，因为这些也可见于

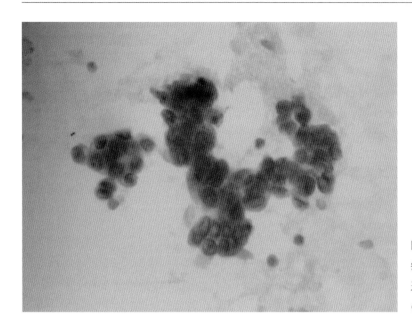

图 12.12　浸润性微乳头状癌。紧密聚集的肿瘤细胞团，边缘成角，呈桑葚样结构（HE 染色）。

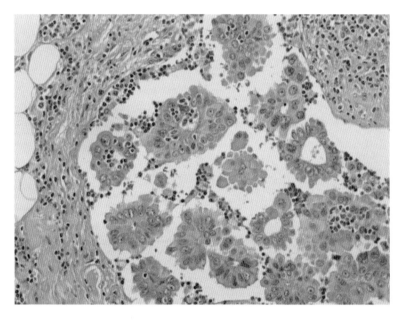

图 12.13　浸润性微乳头状癌。在组织间隙内可见含中心腔的肿瘤细胞团（HE 染色）。

乳腺的低分化癌或肉瘤。多核巨细胞也是一个相对常见但非特异性的表现（图 12.15）。有时液体性穿刺物中的细胞量少、背景中有组织细胞和炎症细胞或者导管或梭形细胞形态相对单一，都难以做出恶性诊断（图 12.16）。此时，p63 是细胞学涂片中一个非常有用的标志物。p63 在 MBC 中呈阳性，在纤维瘤病或结节性筋膜炎等良性梭形细胞增生性病变中通常是阴性（Reis-Filho 和 Schmitt，2003）。细胞学明确诊断 MBC 需要至少两种肿瘤成分存在，包括导管上皮或鳞状上皮/上皮性成分和间叶成分。涂片中经常是一种细胞成分占优势而其他类型或间叶成分被忽视，因此导致误诊（图 12.17）。鳞状上皮化生是最常见的一种化生性癌，因为鳞状细胞通常很少，所以必须对所有涂片仔细观察。除叶状

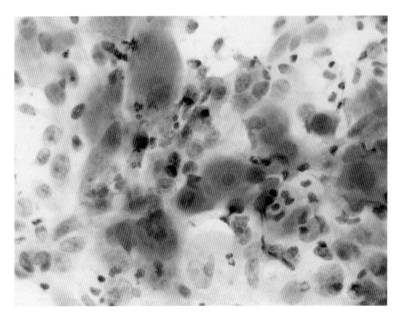

图 12.14　伴有鳞状细胞分化的化生性乳腺癌（HE 染色）。

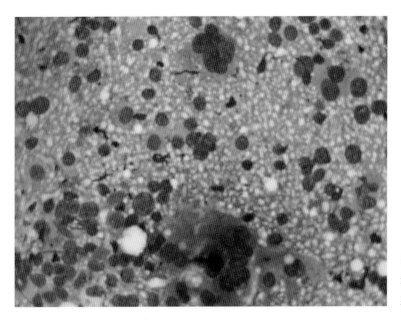

图 12.15　伴有恶性多核巨细胞的化生性乳腺癌（MGG 染色）。

肿瘤外,乳腺肉瘤非常少见。因此,当涂片中主要成分是肿瘤性梭形细胞时，应当考虑化生性癌的可能,并进行免疫细胞化学检测,肿瘤细胞的细胞角蛋白和 p63 呈阳性可确定诊断。在一些病例中,见到黏液样背景是识别肿瘤间叶成分的关键。FNAC 中含黏液间质的病变包括叶状肿瘤、纤维腺瘤、混合瘤和间质肉瘤需要鉴别诊断(Lui 等,2007b)。在叶状肿瘤和纤维腺瘤中， 出现成片良性上皮细胞和双极裸核可避免假阳性诊断。混合瘤中经常可以看到良性梭形细胞或异型性不明显的上皮细胞团。乳腺肉瘤一般多形性更明显，没有肿瘤性上皮成分。总之，一些 FNAC 表现可以提示乳腺化生性癌的诊断，如液体性穿刺物、蛋白性或软骨黏液样背景及伴有多核巨细胞的低分化肿瘤细胞。然而，明确诊

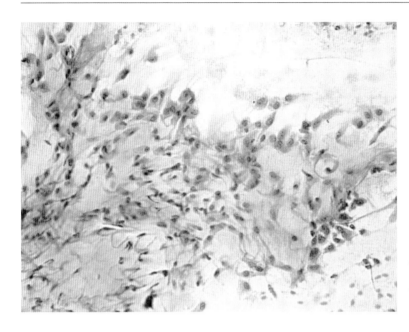

图 12.16　化生性乳腺癌。涂片细胞量丰富，可见散在形态温和的梭形细胞(HE 染色)。

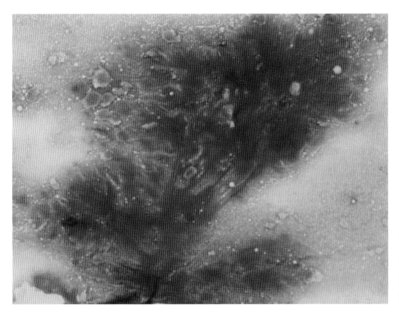

图 12.17　化生性乳腺癌。注意散在分布的恶性细胞与类似软骨基质样的间质混合存在(MGG 染色)。

断需要有不同肿瘤成分存在的可靠证据，包括导管细胞和鳞状细胞或者同时具有上皮和间叶的分化。免疫细胞化学有助于确定不同肿瘤成分的存在。

12.4.10　大汗腺癌

　　大汗腺癌的穿刺特点是肿瘤细胞量多。

肿瘤细胞单个散在或形成合胞体样组织片段。细胞和核增大并呈多形性。细胞质丰富，细颗粒状，嗜双染(图 12.18)。细胞呈多边形。核椭圆形或圆形，有明显的核仁。与良性大汗腺病变不同，核多形性、胞界不清和细胞黏附性差是支持恶性的指征。同时，伴有多种细胞成分也可作为正确诊断良性病变

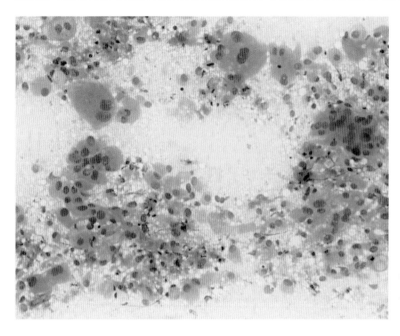

图 12.18　大汗腺癌。巴氏染色涂片显示核多形、细胞质丰富的异常细胞与核固缩的退变坏死细胞混合存在。

的线索。伴有非典型性的大汗腺化生可能很难与分化良好的大汗腺癌区别。

12.4.11　乳头状癌

乳腺乳头状癌是一种罕见的乳腺癌变异型，预后良好。由于乳头状癌有可能全部是原位癌，因此是细胞学不可能做出明确诊断的乳腺癌亚型之一。乳腺乳头状增生性病变是由一组形态学变化很大的病变组成，从良性到恶性病变都有，对各个诊断水平来说都很有挑战性。在 FNA 中相当一部分有乳头状结构的病变组织学随访中并未发现乳头状结构。纤维囊性变和纤维腺瘤可能在细胞学上与乳头状癌非常相似，我们在第 10章中已经讨论过。综上所述，在 FNAC 穿刺物中出现的乳头结构、球形乳头（细胞球团）、柱状细胞被覆在乳头表面或者单个散在分布，提示病变可能是良性或恶性乳头状肿瘤。尽管乳头状癌的样本具有细胞量多、三维乳头状团、小乳头排列呈细胞球团、单个柱状细胞以及缺乏双极裸核和大汗腺化生等特征，但是良性和恶性乳头病变的多数

细胞学特征可重叠（图 12.19）。穿刺物中可能有血。出现细胞球团和缺少双极裸核是支持恶性诊断的两个最明显的特征。一些辅助技术有助于鉴别良性和恶性乳头状肿瘤。在临床实践中，p63（p53-同源核转录因子）是细胞学涂片中一个可靠的肌上皮细胞标记（Reis-Filho 等，2003）。p63 较其他肌上皮标记更好，因为 p63 定位在细胞核上，不受FNAC 中肌上皮细胞细胞质易破碎的影响。另外，p63 能够突出涂片背景中的所有双极裸核，证明它们来源于肌上皮。因此，p63 在良性肿瘤中呈阳性可以作为乳腺乳头状病变诊断的潜在的辅助指标。

12.4.12　分泌性癌

分泌性癌的穿刺特征是两层、三层或偶见多层上皮细胞围绕中央局灶黏液样物质的结构（Shinagawa 等，1994）。这些球状结构通常大小一致。核呈新月形或椭圆形，无异型性。空泡状细胞构成的葡萄串样结构也可能是一个有用的细胞学特征。分泌性癌的其他表现包括明显的细胞质内空泡形成，有时

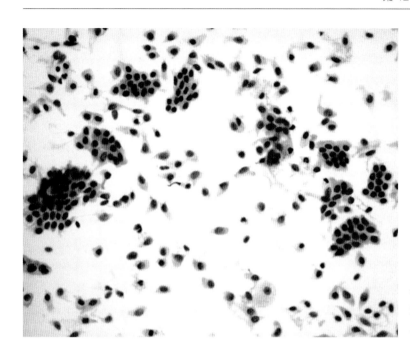

图 12.19　乳头状癌。细胞学显示呈细胞球团样排列的乳头和单个散在柱状上皮，缺乏双极裸核。

可呈印戒样细胞。可见丰富的伴有裂隙的胶样物质。

12.4.13　腺泡细胞癌

　　这是一种与唾液腺和胰腺的腺泡细胞癌(ACC)相似的乳腺癌亚型。据报道，腺泡细胞癌呈明显的惰性行为。即使是唾液腺原发的 ACC，细胞学诊断也很困难。分化好的病例涂片表现为腺泡细胞有小的均质细胞核、丰富的颗粒状细胞质，并有形成腺样结构的倾向。大而明显的血管可以横穿细胞团。低分化病例中，空泡状细胞质更明显，细胞黏附性更差，有中度异型性(图 12.20)。乳腺中，本病需要与组织学形态相似的肿瘤进

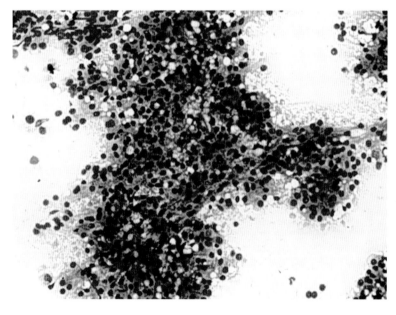

图 12.20　腺泡细胞癌。可见中度异型的空泡状细胞(MGG 染色)。

行鉴别,其中有大汗腺癌、富糖原癌、嗜酸性细胞癌和分泌性癌。考虑到低级别 ACC 的特征,一些良性病变也应纳入鉴别诊断,比如泌乳腺瘤。泌乳腺瘤虽然细胞核缺乏异型性,但核仁比 ACC 更加明显。细胞的一致性和临床病史有助于这两种病变的鉴别诊断。大汗腺癌细胞具有丰富的颗粒状细胞质,核仁比 ACC 更明显。富糖原癌细胞呈浆细胞样,细胞质丰富,颗粒状嗜酸、匀细空泡样或者透明,PAS 阳性。核级通常是高级别。分泌性癌的特征是在清晰的背景中有大量胞内和胞外分泌物。可见到含蛋白样物质的大空泡。一些作者推测 ACC 和分泌性癌是同一病变。但是分泌性癌和 ACC 的临床表现截然不同:ACC 目前未见发生在青春期前或男性患者的报道。两者在细胞学上也有明显不同。最近研究证实在 ACC 中没有发现 ETV6 基因重排,为乳腺 ACC 不是分泌性癌中的一种类型而是独立病变提供了强有力的间接证据。在诊断原发性乳腺腺泡细胞样癌之前,应首先排除来自唾液腺和胰腺的转移性腺泡细胞腺癌。

12.4.14 富糖原癌

这类肿瘤的特征是出现充满糖原的透明细胞。穿刺细胞量多,排列成团、成簇或单个散在。细胞质丰富、透明、易碎,核居中,呈中度至明显多形性。需要与转移性肾透明细胞癌相鉴别。

12.4.15 富脂质癌

脂质分泌性癌的穿刺涂片由中等量松散的肿瘤细胞组成(Insabato 等,1993)。胞界清楚,细胞质内含有许多大小不一的空泡。空泡的数量不同,可以是占据大多数细胞质的单一空泡,也可以是很多空泡使得细胞质呈现泡沫样外观。细胞核轻度多形,核膜清楚,染色质粗糙或匀细,核仁小。有些肿瘤细胞可见深度凹陷的胞核和核空泡。

12.4.16 腺样囊性癌

腺样囊性癌是乳腺癌中的一个罕见亚型,预后好,通常没有淋巴结转移。这种肿瘤的 FNAC 涂片可见到不同排列形式。最常见的是成团黏附性好的小而均一的细胞围绕

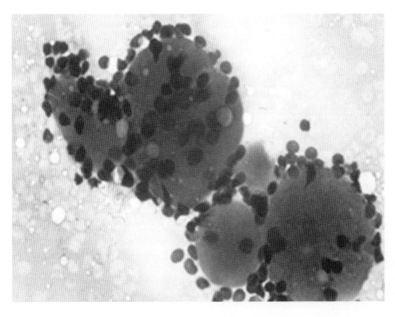

图 12.21　腺样囊性癌。注意围绕在透明球周边的恶性细胞。

嗜品红透明小球排列及被覆均一上皮细胞的管状结构(图 12.21)。单个细胞小,胞核圆形或卵圆形,在涂片上常常是裸核,也可能出现一圈窄窄的细胞质。在较低分化病例中,以实性肿瘤细胞碎片为主要表现。

12.4.17　Paget 病

Paget 病是一种乳头和乳晕湿疹样改变,常常与其下方的乳腺原位癌和浸润癌同时存在。通过乳头刮片或 FNAC 可获得细胞学诊断。肿瘤细胞大,细胞质丰富,核大,核仁明显(图 12.22)。肿瘤细胞单个散在或排列成团。鉴别诊断包括恶性黑色素瘤(通常 S100 和 HMB-45 阳性)和鳞状细胞癌。Paget 病的恶性细胞通常 CK7、EMA 和 HER2 阳性表达。

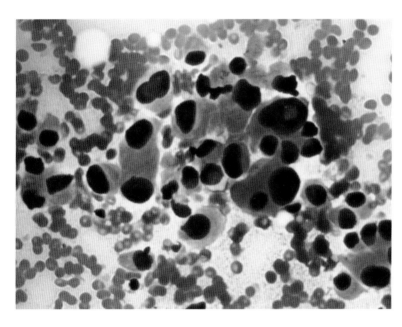

图 12.22　Paget 病。肿瘤细胞大,细胞质丰富,核大,有明显的核仁。

(朱艳丽 李香菊 译　曹箭 审)

参考文献

Akbulut M, Zekioglu O, Kapkac M et al (2009) Fine needle aspiration cytologic features of medullary carcinoma of the breast: a study of 20 cases with histologic correlation. Acta Cytol 53:165–173

De la Torre M, Lindholm K, Lindgren A (1994) Fine needle aspiration cytology of tubular breast carcinoma and radial scar. Acta Cytol 38:884–890

Dufloth RM, Alves JM, Martins D et al (2009) Cytological criteria to predict basal phenotype of breast carcinomas. Diagn Cytopathol 11:809–814

Insabato L, Russo R, Cascone AM et al (1993) Fine needle aspiration cytology of lipid-secreting breast carcinoma. A case report. Acta Cytol 37:752–755

Kocjan G, Bourgain C, Fassina A et al (2008) The role of breast FNAC in diagnosis and clinical management: a survey of current practice. Cytopathology 19:271–278

Lakhani SR, Ellis IO, Schnitt SJ et al (2012) WHO classification of tumors of the breast. IARC, Lyon

Lui PC, Lau PP, Tse GM et al (2007a) Fine needle aspiration cytology of invasive micropapillary carcinoma of the breast. Pathology 39:401–405

Lui PC, Tse GM, Tan PH et al (2007b) Fine-needle aspiration cytology of metaplastic carcinoma of the breast. J Clin Pathol 60:529–533

Menet E, Becette V, Briffod M (2008) Cytologic diagnosis of lobular carcinoma of the breast: experience with 555 patients in the Rene Huguenin Cancer Center. Cancer 114:111–117

Reis-Filho JS, Schmitt FC (2003) P63 Expression in sarcomatoid/metaplastic carcinomas of the breast. Histopathology 42:92–93

Reis-Filho JS, Milanezi F, Amendoeira I et al (2003) Distribution of p63, a novel myoepithelial marker, in fine-needle aspiration biopsies of the breast. Cancer

Distribution of p63, a novel myoepithelial marker, in fine-needle aspiration biopsies of the breast. Cancer Cytopathol 99:172–179

Shinagawa T, Tadokoro M, Kitamura H et al (1994) Secretory carcinoma of the breast. Correlation of aspiration cytology and histology. Acta Cytol 38: 909–914

Simpson PT, Reis-Filho JS, Lambros MBK et al (2008) Molecular profiling pleomorphic lobular carcinomas of the breast: evidence for a common molecular genetic pathway with classic lobular carcinomas. J Pathol 215:231–244

Stanley MW, Tani EM, Skoog L (1989) Mucinous breast carcinoma and mixed mucinous-infiltrating ductal carcinoma: a comparative cytologic study. Diagn Cytopathol 5:134–138

第 13 章

腋窝淋巴结评估

Jill Su Lin Wong , Gay Hui Ho, Puay Hoon Tan

13.1 背景

在初诊的乳腺癌中，腋窝淋巴结状态是最重要的预后因素。传统情况下，腋窝淋巴结清扫(ALND)送组织学检查的方法被认为是淋巴结状态评估的金标准。但是，ALND 会导致严重的损伤，比如淋巴水肿、感觉缺失、肩部活动受限。随着乳腺筛查的普及，更小、预后更好的癌得以被发现，大量新确诊的癌淋巴结阴性，对于此类患者实施全腋窝淋巴结清扫将会导致不必要的永久损伤。

13.2 前哨淋巴结活检

前哨淋巴结活检技术根本目的在于避免不必要的 ALND。该操作的前提是前哨淋巴结可以很精准地替代其余腋窝淋巴结。前哨淋巴结是乳腺癌淋巴回流的第一站淋巴结。如果该淋巴结阴性，那么其余淋巴结受累的概率会非常低。多项研究表明，超过95%的患者可以通过前哨淋巴结检查准确预测其余腋窝淋巴结状态 (Mabry 和 Giuliano,2007;Straver 等,2010)。

施行前哨淋巴结活检需要在肿瘤旁皮肤、肿瘤周围或乳晕下注射蓝色染料或锝标

记硫胶体,染料和硫胶体可以单用一种也可以联合应用。示踪剂会被淋巴系统摄取,回流至前哨淋巴结(图 13.1)。经常会发现多个前哨淋巴结。

手术时,前哨淋巴结在直视下和(或)在 Gamma 探针指引下切除。

如果前哨淋巴结肿瘤细胞阳性,需要彻底清扫腋窝淋巴结。前哨淋巴结活检不适合临床可触及腋窝淋巴结的患者,该类患者需要腋窝淋巴结清扫。然而,临床触诊腋窝淋巴结常常并不准确, 假阴性率高达 33% (Sacre,1986)。超声检查对于淋巴结触诊阴性的患者更为准确,如果超声难以判断或者可疑,应该进一步实施 FANC 或粗针穿刺活检。如果淋巴结活检阳性,作为首次手术,不应该实施前哨淋巴结活检(SLNB)而应该进行腋窝淋巴结清扫,这将会避免对患者实施二次手术。

少数病例(<5%)在前哨淋巴结活检过程中未发现前哨淋巴结,通常是因为大量的肿瘤细胞累及该淋巴结,从而阻止足量放射性示踪剂或染料的聚集。这些患者可能会从术前超声检查中获益,因为异常的超声征象很容易被发现,而且应该对此类患者进行穿刺活检(De Kanter 等,2006)。

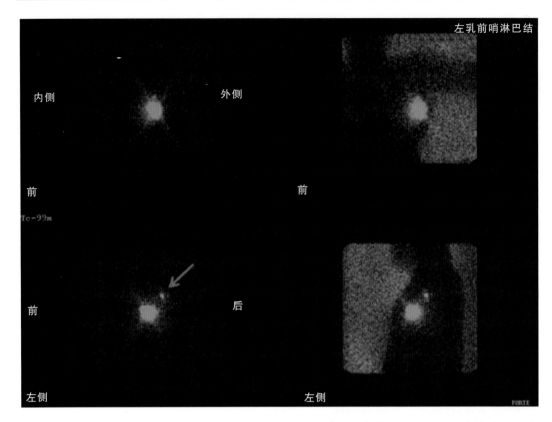

图 13.1   68 岁女性乳腺筛查为浸润性乳腺癌。淋巴结在乳腺成像和超声检查中未见病变。术前，锝-99m 标记的胶体硫注射在肿瘤表面的皮下。在肿瘤的表面可见大面积的示踪剂聚集。箭头指出前哨淋巴结位于肿瘤的上、后方。前哨淋巴结组织学检查证实肿瘤细胞阴性。

13.3 正常和异常淋巴结的影像学表现

正常淋巴结呈小豌豆样，具有薄的皮质和中央脂肪门，通常在乳腺造影中可以观察到（图 13.2）。超声检查也可以发现正常淋巴结，表现为薄而光滑的低回声皮质和高回声的中央门（图 13.3）。可疑淋巴结通常>5mm，表现为局灶或弥漫的皮质增厚（>2mm）、局部结节状和（或）取代正常脂肪门。乳腺造影中，由于低密度的脂肪组织被取代，所以淋巴结变得更为致密（图 13.4a）。淋巴结正常豌豆样的特征消失，表现为圆形，伴或不伴局部的结节（图 13.4b，c

和图 13.5）。

13.4 超声引导下腋窝淋巴结穿刺活检

对于新诊断的乳腺癌，如果腋窝淋巴结可疑或体格检查结果不明确，需要超声引导下 FANC 或核芯针穿刺来明确诊断。偶尔，穿刺活检也用于可触及但怀疑是反应性的淋巴结。局部进展期乳腺癌准备新辅助化疗时，因为淋巴结状态在新辅助治疗结束后难以评估，所以化疗前需要超声引导下穿刺以明确淋巴结状态。

超声引导下的穿刺活检可以用 23G 针穿刺并做细胞学检查，或者当淋巴结离血管

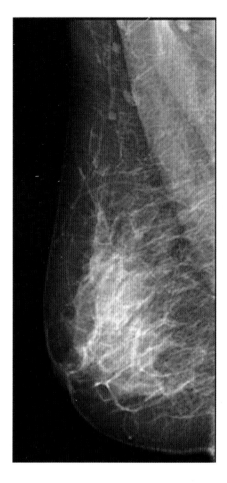

图 13.2 右侧正常乳腺的 X 线片显示正常腋窝小淋巴结（箭头）。体积较小,呈现豌豆样不透明区域,低密度脂肪影形成门部的凹陷。

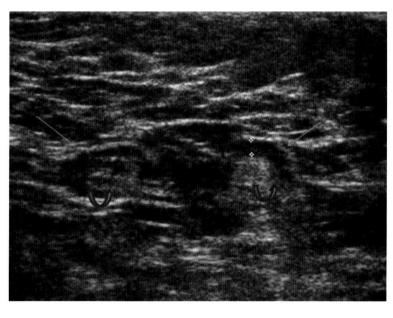

图 13.3 表现正常的两个腋窝淋巴结(蓝色箭头)。卡尺可以测量出皮质的厚度小于 2mm。两个淋巴结都可清楚地见到回声较强的中央脂肪门(弯曲箭头)。

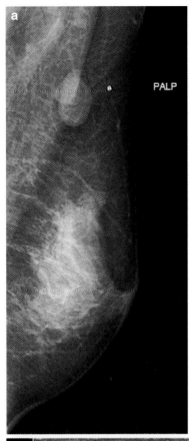

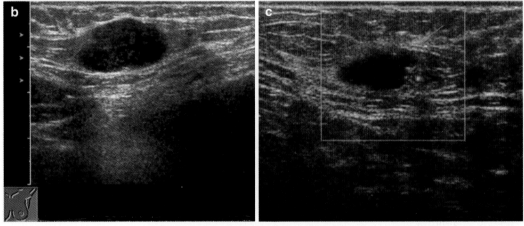

图 13.4　(a)新诊断为浸润性乳腺癌患者的左侧乳腺 X 线片,该病变在乳腺成像中并未被发现。在可触及的肿大淋巴结表面放置了皮肤标记。在该淋巴结中正常的脂肪门完全被取代,该淋巴结也失去了正常的豌豆样形状,并且不再有任何透亮区。(b)与(a)相同的淋巴结,超声表现为 22mm 低回声结节;淋巴结原本回声较强的脂肪门被取代。该淋巴结在 FNAC 中证实有恶性肿瘤细胞。(c)同一位患者的另外一个淋巴结,体积并不是特别大(14mm),但是其脂肪门部已经被取代。淋巴结表面可见一个结节状突起(箭头),该结构在正常淋巴结中不会见到。

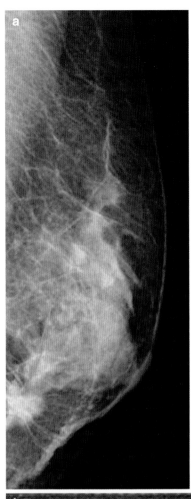

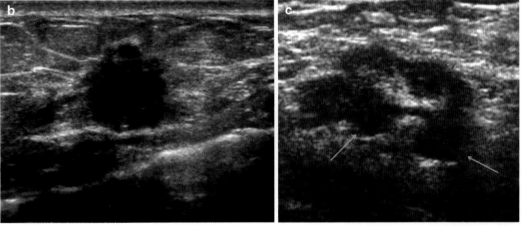

图 13.5 (a)51 岁患者在乳腺筛查中发现左乳下象限有一个可疑肿块。乳腺成像中并未发现增大的淋巴结。(b)乳腺肿块的超声所见,后来经活检证实为浸润性乳腺癌。(c)同侧腋窝淋巴结的超声所见,表现为形态异常,在淋巴结的表面至少有两个结节状突起(箭头)。FNAC 未发现肿瘤细胞;手术后发现前哨淋巴结及 19 个腋窝淋巴结呈阳性,且伴有包膜外侵犯。

比较远足以安全行活检时,采用 14~16G 的粗针进行穿刺活检。

13.5 细针穿刺细胞学

FNAC 通常应用 23G 穿刺针连接 10mL 的注射器进行操作。用或不用局部麻醉均可。可以在局部小剂量(5mL)注射 1% 的利多卡因。大多数穿刺活检中仅需经皮穿刺即可。但是,对于深部淋巴结,需要应用 23G 骨髓穿刺针来完成操作。穿刺针需在超声引导下刺入,操作尽可能与输乳管平行 (图 13.6)。如果用脊髓穿刺针,应该在针进入淋巴结过程中保持套管针芯的合适位置,从而使穿刺针有一定的硬度。当刺中淋巴结时,可以拔出套管针芯,在针的末端连接注射器,注意在此过程中防止针尖从淋巴结中滑出(套管针在刺入前不应该被拔出,否则会导致穿刺针弯曲,针一旦弯曲,则难以看到针尖)。此时可以应用彩色超声技术来检查穿刺针血管位置。

当针尖刺入异常淋巴结时,其位置需要按照两条平行线来记录。保证穿刺针位于合适的位置和针尖位于淋巴结内,前后移动进行抽吸。应该小心避免吸入大量血液,因为血液会形成血块而阻塞针管。如果吸出大量的血液,应该重新穿刺。吸出物放置在玻片上,直接涂片并用乙醇固定或风干后进行巴氏染色和 Diff-Quik 染色(图 13.7 和图 13.8)。

穿刺操作时最好有细胞学技术员在场,以便可以评估取材样本的满意度。如果没有细胞学技术员在场,操作者应该试图从多个途径进入可疑淋巴结。

13.6 术前超声引导下淋巴结活检的准确性

应用超声及超声引导下淋巴结穿刺评估腋窝淋巴结已经开展很多年了。Alvarez 等人回顾了 16 项研究评估超声在乳腺癌淋巴结转移中的作用,结果发现假阴性率高达 37%(以 ALND 或 SNLB 为金标准)。这些假阴性病例包括超声未看到或忽视的结节、未见可疑征象及未行活检但已经发生转移的患者(Alvarez 等,2006)。初次和最后腋窝淋巴结状态不一致,最常见原因包括超声检查中没能看到所有淋巴结、微小转移以及术前新辅助化疗(Krishnamurthy 等,2002)。已经发表的研究证实,在超声引导下穿刺活检中应用超声评估的准确性为中度。如果超声检查阳性,患者应该在首次手术时实施全腋窝淋巴结清扫,而避免进行 SNLB。如果穿刺活检阴性,患者应该进行 SNLB,因为阴性穿刺活检结果并不能完全除外淋巴结转移。

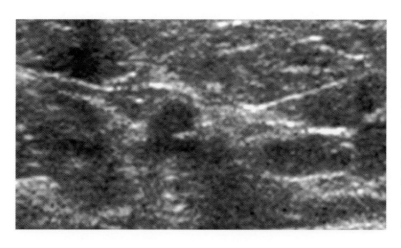

图 13.6 58 岁新诊断为浸润性乳腺癌的患者。有一个超声可疑而临床未触及的结节,最后经 FNA 证实有恶性肿瘤细胞。穿刺针尽可能保持水平,并与输乳管保持平行,这可以保证针尖及整个针的长度在同一个界面被观察到。

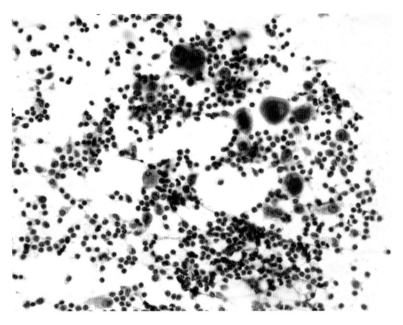

图 13.7　前哨淋巴结细胞学涂片,有转移癌细胞。

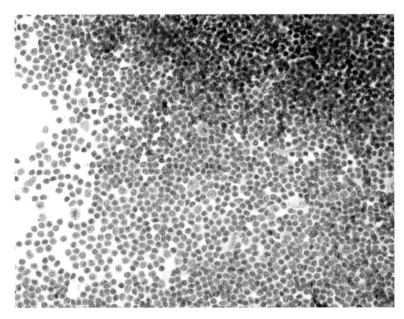

图 13.8　前哨淋巴结细胞学印片(PAP)显示大量中等体积的淋巴细胞,其间散在分布少量体积较大的活化的淋巴细胞。

（李忠武　译　曹箭　审）

参考文献

Alvarez S, Añorbe E, Alcorta P et al (2006) Role of sonography in the diagnosis of axillary lymph node metastases in breast cancer: a systematic review. AJR Am J Roentgenol 186(5):1342–1348

De Kanter AY, Menke-Pluijmer MB, Henzen-Logmans SC et al (2006) Reasons for failure to identify positive sentinel nodes in breast cancer patients with significant nodal involvement. Eur J Surg Oncol 32(5):498–501

Krishnamurthy S, Sneige N, Bedi DG et al (2002) Role of ultrasound-guided fine-needle aspiration of indeterminate and suspicious axillary lymph nodes in the initial staging of breast carcinoma. Cancer 95(5):982–988

Mabry H, Giuliano AE (2007) Sentinel node mapping for breast cancer: progress to date and prospects for the future. Surg Oncol Clin N Am 16(1):55

Sacre RA (1986) Clinical evaluation of axillary lymph nodes compared to surgical and pathologic findings. Eur J Surg Oncol 12:169–173

Straver ME, Meijnen P, van Tienhoven G et al (2010) Sentinel node identification rate and nodal involvement in the EORTC 10981–22023 AMAROS trial. Ann Surg Oncol 17(7):1854–1861

第 14 章

特殊辅助技术：免疫组织化学

免疫组织化学在评估乳腺病变尤其是乳腺癌中的作用十分重要。目前有一整套标志物用于辅助鉴别良恶性乳腺病变、评估乳腺的预后及预测治疗反应。尽管大多数常规免疫组织化学研究还是用于石蜡包埋的组织化学样本（切除标本或术前活检），但免疫组织化学中细胞学样本的应用越来越普遍，经验也越来越丰富。

14.1 用于鉴别良恶性穿刺的标记

已有的用于评估的这类标志物有相关增殖标记（Ki-67 和增殖细胞核抗原/PN-CA）、相关肿瘤抑制基因（p53）和相关肌上皮细胞标记（p63）。穿刺恶性的典型表型是癌细胞更易于表现为 p53 表达增加、Ki-67 指数高和 PCNA 表达（细胞高度增生所致）以及 p63 染色缺失（肌上皮细胞缺失所致）。

Ki-67 是一种细胞增生标记，在细胞的活动期（G1、S、G2、M）可检出，而 G0 期无法检出。在非分裂期，蛋白质在核内被检出；而在分裂期，蛋白在染色体表面被检出。乳腺癌中不受控制的细胞增殖表现为核 Ki-67

免疫组织化学染色，这是最常用的评估肿瘤增殖活性的方式，而这种方式在预后和预测对化疗和内分泌治疗的反应方面有潜在作用（Dowsett 等，2011）。在细胞学中，Ki-67 也可作为诊断性标记，研究显示它在大多数乳腺癌病例中均有表达，FNAC 涂片中可见到着色。一些作者报道 Ki-67 在鉴别良恶性穿刺中很有用，前者显示 Ki-67 低表达（Midulla 等，2002）（图 14.1）。大多数报道病例已确定 Ki-67 与分裂期、G 期和 S 期相关（Ostrowski 等，2001；Pelosi 等，1994；Dalquen 等，1997）。对于不同乳腺病变中 Ki-67 表达鲜有报道。令人感兴趣的是，一项报道（Dalquen 等，1997）显示导管癌和小叶癌的细胞学涂片中 Ki-67 的表达有显著差异，前者表达程度更高。

p53 基因突变是包括乳腺癌在内的人类癌症中最常见的，它导致 p53 蛋白转录后稳定性增高，因而可通过免疫组织化学方法检测出来。据报道，恶性病例细胞学样本中 p53 染色阳性率为 28%~70%，但良性穿刺中大多数为阴性（仅为 11%）（Pelosi 等，1994；Koutselini 等，1991；Colecchia 等，1995；Stephenson 等，1994）。因此，p53 在细

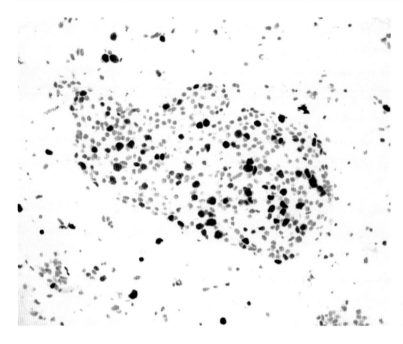

图 14.1 浸润性乳腺癌细胞块。在一些肿瘤细胞中可见 Ki-67 核染色。

胞学样本中区分良恶性可能有潜在的应用价值(图 14.2)。还有报道 p53 表达与肿瘤分级有关,肿瘤级别越高 p53 表达也越高,但表达与患者年龄、淋巴结状态或肿瘤大小无关(Koutselini 等,1991;Colecchia 等,1995)。

细胞周期蛋白 D1 通过视网膜母细胞瘤(Rb) 蛋白的磷酸化和失活作用于细胞周期的 G1~S 期,已发现其在包括乳腺癌在内的许多人类肿瘤中过表达(Jares 等,1997)。尽管评估细胞周期蛋白 D1 与乳腺癌的研究很多,但只有很少数用于细胞学标本中。在一项用于 FNA 涂片的研究中发现,细胞周期

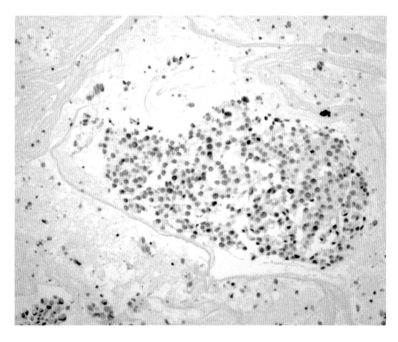

图 14.2 浸润性乳腺癌细胞块。在一些肿瘤细胞中可见散在 p53 核染色。

蛋白 D1 在 72.5%癌的穿刺中表达,在良性穿刺中仅为 40%(图 14.3)。在恶性穿刺中,细胞周期蛋白 D1 的表达与肿瘤大小和肿瘤级别无关,但发现肿瘤中 S 分裂期的比例越高细胞周期蛋白 D1 表达越高(Park 等,2001)。

鉴别良恶性乳腺穿刺的基本指导原则是肌上皮细胞在良性病变中存在而在恶性病变中缺失。这是在组织学诊断中广泛应用的中心法则,罕有例外。细胞学中也得出了类似的结果,已有一些研究评价细胞学样本中肌上皮细胞染色在鉴别良恶性穿刺时的作用。在肌上皮标记中,p63 是应用最广泛的,可能是因为与其他标记相比,p63 是核染色而非细胞质染色,因而特异性更高、更易判断。一般来说,p63 在良性穿刺中染色比例更高,为 75%~86%(Aiad 等,2011;Harton 等,2007)。一些作者试图区分单个细胞与细胞团中染色模式的差异,发现阳性率非常相似(Harton 等,2007)。在恶性涂片中,阳性率为 11%~60%(Aiad 等,2011;Harton 等,2007;Reis-Filho 等,2002),染色模式和原位

癌成分所占比例影响较大。与细胞团相比,单个细胞染色较少(Harton 等,2007),一系列报道显示所有 DCIS 病例均表现为一定程度的染色 (Reis-Filho 等,2002),而在单纯 DCIS 中染色更高。细胞学应用 p63 鉴别良恶性病变并不特异,有很大的不确定性,尤其是原位癌成分较明显时。另一个潜在的误差来源是在近 20%的浸润癌和 37%的原位癌中可见上皮细胞阳性染色,这更增加了诊断的难度(Reis-Filho 等,2002)。因此,p63 应当只作为一个参考指标,染色结果需与其他诊断线索结合应用(图 14.4)。

另一个在乳腺癌诊断中应用越来越多的标记是"上皮"家族的细胞黏附分子钙黏蛋白。这是位于上皮细胞连接处的跨膜糖蛋白,使得细胞与细胞紧密连接在一起。大多数乳腺癌表达钙黏蛋白,但一定要除外浸润性小叶癌和小叶肿瘤(小叶原位癌和非典型小叶增生)。因此,大多数导管癌穿刺可检出钙黏蛋白。实际上,66%的浸润性乳腺癌穿刺中可见钙黏蛋白表达(图 14.5)。而且,还

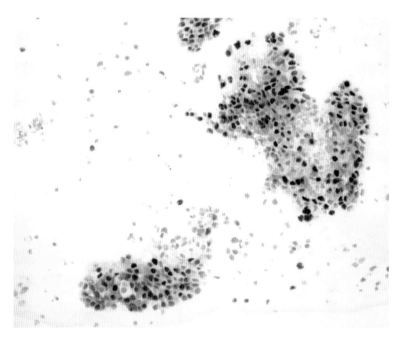

图 14.3　浸润性乳腺癌细胞块。在一些肿瘤细胞中可见细胞周期蛋白 D1 核染色。

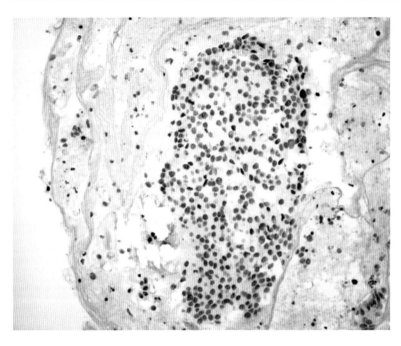

图 14.4　浸润性乳腺癌细胞块,所有肿瘤细胞均显示 p63 核染色缺失。

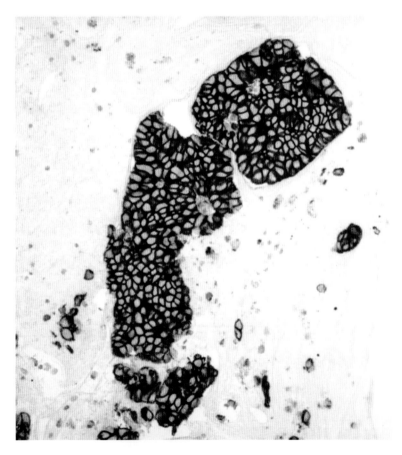

图 14.5　浸润性乳腺癌细胞块。大多数肿瘤细胞中可见钙黏蛋白膜染色表达。

发现钙黏蛋白低表达与肿瘤级别高、淋巴结转移、ER 阴性状态和 Bcl2 染色阴性有关。因此,钙黏蛋白染色与预示不良的生物学指标有关(Kalogeraki 等,2003)。

14.2 用于乳腺癌分类的标记

基因分析研究已建立了乳腺癌的分子分型,每个分型有不同的健康分组和预后意义(Perou 等,2000)。尽管最初分类是建立在基因分析基础上的,但越来越多的文献建议应用免疫组织化学标记替代分子分型。广为接受的用于多种乳腺癌分子分型的替代性免疫组织化学标记包括 luminal A[ER 和(或)PR 阳性,HER2 阴性]、luminal B[ER 和(或)PR 阳性,HER2 阳性;ER 和 (或)PR 阳性,HER2 阴性,Ki-67 高表达 (>15%)]、HER2(ER 阴性,PR 阴性,HER2 阳性) 和基底型 [ER 阴性,PR 阴性,HER2 阴性,基底标记(CK5/6,CK14,p63 或 EGFR)阳性](Schnitt,2010)。在细胞学标本上实施免疫组织化学染色与组织切片染色结果是否一致近年来已有研究,前期数据显示在细胞学标本上应用 CK5/6、CK8/18 和平滑肌肌动蛋白标记获得的分类结果具有可重复性 (Delgallo 等,2010)。

14.3 用于预后和预测治疗反应的标记

在乳腺癌评估中,激素受体(ER 和 PR)状态是预测对激素治疗反应的最重要的因素之一。最初通过生物化学方法评估,因评估需要足量的新鲜肿瘤组织而应用受限。现在由于单克隆抗体的广泛普及和应用,ER 和 PR 评估已成为所有组织学诊断的乳腺恶性肿瘤必做的一项简单的免疫组织化学检查。因此,在细胞学样本上做免疫组织化学检查很有意义,且与乳腺癌患者的临床管理相关,尤其在某些特殊患者或许多研究中心 FNAC 可能是获取肿瘤细胞的唯一方法时。一些研究评价了 ER 和 PR 免疫组织化学在 FNAC 中的准确性, 并与相应组织学样本(无论是采用生物化学方法还是免疫组织化学方法获得)的准确性进行了比较研究。与生物化学检测相比,FNAC 具有较高的敏感性和特异性,ER 和 PR 免疫组织化学的敏感性和特异性均达 90%(Marrazzo 等,1995)。有意思的是, 一项较早的报道显示 ER 检测没有假阳性,但发现了因明显间质成分存在而导致的假阴性(假阴性率约为12%)(Reiner 等,1987)。以组织学样本 ER 和 PR 免疫组织化学结果为准,FNAC 中的假阳性率为24%(Jayaram 和 Elsayed,2005)。其他研究者对 FNAC 与生物化学分析或组织学中 ER/PR 的一致性进行了评估。较早的报道显示 ER 和 PR 的一致率均为 87%(Nizzoli 等,1994),FNAC 免疫组织化学与酶免疫测定的一致率也相似, 为 80%(Lofgren 等,2003)。近年来,随着 FNAC 越来越普及、经验越来越丰富,与组织学样本免疫组织化学的一致性已达 95%~98%(Moriki 等,2004)。由于乳腺癌 FNAC 免疫组织化学经验越来越丰富,现在我们已经知道 FNAC 中与组织学样本的 ER 和 PR 染色并不相同。一般来说,ER 的一致性高于 PR(Tafjord 等,2002;Zoppi 等,2002;Cano 等,2003)。这些报道显示 ER 的一致率为 89%~94%,PR 的一致率为 63%~78%。一些作者还报道了 FNAC 和组织学中 ER 免疫组织化学的一致性, 但没有对 PR 的一致性进行报道(Railo 等,1996)。综上所述,目前已证实细胞学样本对激素受体评价是准确的,而且 ER 的准确性高于 PR(图 14.6 和图 14.7)。

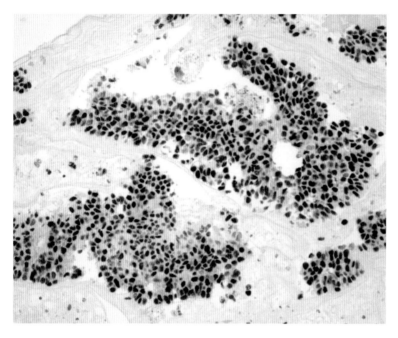

图 14.6　浸润性乳腺癌细胞块。大多数肿瘤细胞中可见 ER 染色。

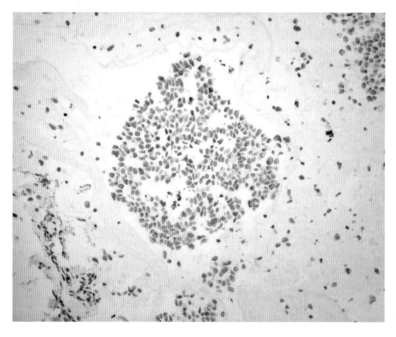

图 14.7　浸润性乳腺癌细胞块。同一病例中 PR 阴性。

　　HER2 受体是另一个乳腺癌中需要评估的常规生物标记。由基因扩增或蛋白表达导致的 HER2 过表达可分别通过原位杂交或免疫组织化学在 15%~25% 的乳腺癌中检测出来。乳腺癌 HER2 基因扩增可以在很大程度上预测患者对 HER2/neu 靶向治疗的反应，而且到目前为止免疫组织化学已显示与基因扩增高度一致。在 FNAC 中通过免疫组织化学评估 HER2 表达与选择合适的治疗方案和术前化疗密切相关。许多研究评估了 FNAC 涂片（Moriki 等,2004;Nizzoli 等,2003;Jorda 等,1994;Corkill 和 Katz,1994）或细胞块(Shabaik 等,2011;Klorin 和 Keren,2003;Williams 等,2009)的免疫组织化学染色,多数显示与组织切片免疫组织化学染色有很好的一致性,一致率为 84%~100%。其他作者还报道了在浆膜腔积液检出的原发性和转移性乳腺癌中应用细胞块行 HER2 免疫组织化学染色,一致性达 100%,表明对浆膜腔积液(Shabaik 等,2011)和淋巴结转移癌应用细胞块行免疫组织化学染色是可行的(Briffod 等,2000)(图 14.8)。不一致病例中,假阳性结果与细胞学制片质量差(Nizzoli 等,2003;Jorda 等,1994)以及与组织学标本相比细胞学涂片中染色强度过高有关(Corkill 和 Katz,1994)。其他作者(Slamon 等,1989;Gusterson 等,1988)也报道了这一情况,他们认为与组织学标本制备过程中甲醛固定导致抗原性减弱有关。细胞学中细胞块乙醇固定也可能与 HER2 阳性率高有关(Hanley 等,2009)。

14.4 与治疗反应和结局相关的标记

乳腺癌预后和预测性标记已很成熟,并已成为切除标本组织学评估的常规项目。有时在初诊病理标本中评估这些标记有助于治疗方案的制订。在 FNAC 或相应细胞块中可能会需要进行这些评估(Makris 等,1997)。在一项前瞻性研究中,乳腺癌穿刺细胞块的免疫组织化学染色显示 ER 和 PR 阴性或"三阴性"(ER、PR 和 HER2 阴性)与新辅助化疗时的肿瘤退变有关(Becette 等,2011)。另外,参与细胞凋亡调节的 Bcl2 也可预测乳腺癌对化疗或激素治疗的反应。据报道,在 FNAC 涂片中行免疫组织化学时 Bcl2 的表达与 ER 和 PR 表达一致,而与 p53、Ki-67 及高核级负相关,进一步肯定了 Bcl2 表达预后好,且在细胞学制片中可见到同样的结果(图 14.9)。

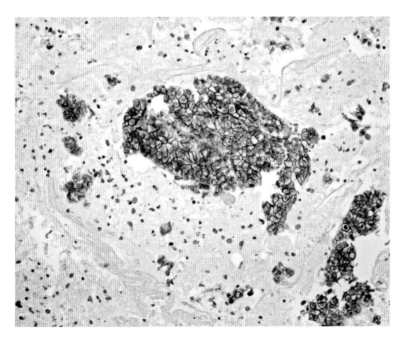

图 14.8 浸润性乳腺癌细胞块。大多数肿瘤细胞中可见 HER2 很强的完全膜染色。

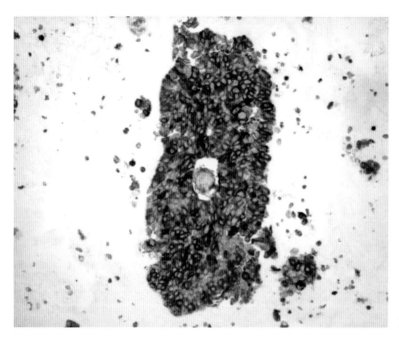

图 14.9　浸润性乳腺癌细胞块。肿瘤细胞细胞质中 Bcl2 高表达。

（李菊香　译　曹箭　审）

参考文献

Aiad HA, Abd El-Halim Kandil M, Abd El-Wahed MM et al (2011) Diagnostic role of p63 immunostaining in fine needle aspiration cytology of different breast lesions. Acta Cytol 55:149–157

Becette V, Lerebours F, Spyratos F et al (2011) Cell immunomarker studies of fine-needle cytopuncture blocks for tumor response prediction after preoperative chemotherapy and prognosis in operable nonmetastatic primary breast carcinoma. Breast J 17:121–128

Briffod M, Hacène K, Le Doussal V (2000) Immunohistochemistry on cell blocks from fine-needle cytopunctures of primary breast carcinomas and lymph node metastases. Mod Pathol 13:841–850

Cano G, Milanezi F, Leitão D et al (2003) Estimation of hormone receptor status in fine-needle aspirates and paraffin-embedded sections from breast cancer using the novel rabbit monoclonal antibodies SP1 and SP2. Diagn Cytopathol 29:207–211

Colecchia M, Frigo B, Zucchi A et al (1995) p53 protein expression in fine-needle aspirates of breast cancer: an immunocytochemical assay for identifying high-grade ductal carcinomas. Diagn Cytopathol 13:128–132

Corkill ME, Katz R (1994) Immunocytochemical staining of c-erb B-2 oncogene in fine-needle aspirates of breast carcinoma: a comparison with tissue sections and other breast cancer prognostic factors. Diagn Cytopathol 11:250–254

Dalquen P, Baschiera B, Chaffard R et al (1997) MIB-1 (Ki-67) immunostaining of breast cancer cells in cytologic smears. Acta Cytol 41:229–237

Delgallo WD, Rodrigues JR, Bueno SP et al (2010) Cell blocks allow reliable evaluation of expression of basal (CK5/6) and luminal (CK8/18) cytokeratins and smooth muscle actin (SMA) in breast carcinoma. Cytopathology 21:259–266

Dowsett M, Nielsen TO, A'Herm R et al (2011) Assessment of Ki67 in breast cancer: recommendations from the International Ki67 in Breast Cancer working group. J Natl Cancer Inst 103:1656–1664

Gusterson BA, Gullick WJ, Venter DJ et al (1988) Immunohistochemical localization of c-erbB-2 in human breast carcinomas. Mol Cell Probes 2: 383–391

Hanley KZ, Birdsong GG, Cohen C et al (2009) Immunohistochemical detection of estrogen receptor, progesterone receptor, and human epidermal growth factor receptor 2 expression in breast carcinomas: comparison on cell block, needle-core, and tissue block preparations. Cancer 117:279–288

Harton AM, Wang HH, Schnitt SJ et al (2007) p63 immunocytochemistry improves accuracy of diagnosis with fine-needle aspiration of the breast. Am J Clin Pathol 128:80–85

Jares P, Rey MJ, Fernández PL et al (1997) Cyclin D1 and retinoblastoma gene expression in human breast carcinoma: correlation with tumour proliferation and oestrogen receptor status. J Pathol 182:160–166

Jayaram G, Elsayed EM (2005) Cytologic evaluation of prognostic markers in breast carcinoma. Acta Cytol 49:605–610

Jorda M, Ganjei P, Nadji M (1994) Retrospective c-erbB-2 immunostaining in aspiration cytology of breast cancer. Diagn Cytopathol 11:262–265

Kalogeraki A, Garbagnati F, Santinami M et al (2003) E-cadherin expression on fine needle aspiration biopsies of breast invasive ductal carcinomas and its relationship to clinicopathologic factors. Acta Cytol 47:363–367

Klorin G, Keren R (2003) Prognostic markers in histologic and cytologic specimens of breast cancer. Anal Quant Cytol Histol 25:297–302

Koutselini H, Malliri A, Field JK et al (1991) p53 expression in cytologic specimens from benign and malignant breast lesions. Anticancer Res 11:1415–1420

Lofgren L, Skoog L, von Schoultz E et al (2003) Hormone receptor status in breast cancer--a comparison between surgical specimens and fine needle aspiration biopsies. Cytopathology 14:136–142

Makris A, Allred DC, Powles TJ et al (1997) Cytological evaluation of biological prognostic markers from primary breast carcinomas. Breast Cancer Res Treat 44:65–74

Marrazzo A, Taormina P, Leonardi P et al (1995) Immunocytochemical determination of estrogen and progesterone receptors on 219 fine-needle aspirates of breast cancer. A prospective study. Anticancer Res 15:521–526

Midulla C, Pisani T, De Iorio P et al (2002) Cytological analysis and immunocytochemical expression of Ki67 and Bcl-2 in breast proliferative lesions. Anticancer Res 22:1341–1345

Moriki T, Takahashi T, Ueta S et al (2004) Hormone receptor status and HER2/neu overexpression determined by automated immunostainer on routinely fixed cytologic specimens from breast carcinoma: correlation with histologic sections determinations and diagnostic pitfalls. Diagn Cytopathol 30:251–256

Nizzoli R, Bozzetti C, Savoldi L et al (1994) Immunocytochemical assay of estrogen and progesterone receptors in fine needle aspirates from breast cancer patients. Acta Cytol 38:933–938

Nizzoli R, Bozzetti C, Crafa P et al (2003) Immunocytochemical evaluation of HER-2/neu on fine-needle aspirates from primary breast carcinomas. Diagn Cytopathol 28:142–146

Ostrowski ML, Pindur L, Laucirica R et al (2001) Proliferative activity in invasive breast carcinoma: a comprehensive comparison of MIB-1 immunocytochemical staining in aspiration biopsies to image analytic, flow cytometric and histologic parameters. Acta Cytol 45:965–972

Park K, Han S, Kim HY et al (2001) Cytologic evaluation of cyclin D1 expression in primary breast carcinoma. Cancer 93:211–215

Pelosi G, Bresaola E, Rodella S et al (1994) Expression of proliferating cell nuclear antigen, Ki-67 antigen, estrogen receptor protein, and tumor suppressor p53 gene in cytologic samples of breast cancer: an immunochemical study with clinical, pathobiological, and histologic correlations. Diagn Cytopathol 11:131–140

Perou CM, Sørlie T, Eisen MB et al (2000) Molecular portraits of human breast tumours. Nature 406:747–752

Railo M, Nordling S, Krogerus L et al (1996) Preoperative assessment of proliferative activity and hormonal receptor status in carcinoma of the breast: a comparison of needle aspiration and needle-core biopsies to the surgical specimen. Diagn Cytopathol 15:205–210

Reiner A, Reiner G, Spona J et al (1987) Estrogen receptor immunocytochemistry for preoperative determination of estrogen receptor status on fine-needle aspirates of breast cancer. Am J Clin Pathol 88:399–404

Reis-Filho JS, Milanezi F, Amendoeira I et al (2002) p63 staining of myoepithelial cells in breast fine needle aspirates: a study of its role in differentiating in situ from invasive ductal carcinomas of the breast. J Clin Pathol 55:936–939

Schnitt SJ (2010) Classification and prognosis of invasive breast cancer: from morphology to molecular taxonomy. Mod Pathol 23(Suppl 2):S60–S64

Shabaik A, Lin G, Peterson M et al (2011) Reliability of Her2/neu, estrogen receptor, and progesterone receptor testing by immunohistochemistry on cell block of FNA and serous effusions from patients with primary and metastatic breast carcinoma. Diagn Cytopathol 39:328–332

Slamon DJ, Godolphin W, Jones LA et al (1989) Studies of the HER-2/neu proto-oncogene in human breast and ovarian cancer. Science 244:707–712

Stephenson TJ, Royds JA, Silcocks PB et al (1994) Diagnostic associations of p53 immunostaining in fine needle aspiration cytology of the breast. Cytopathology 5:146–153

Tafjord S, Bøhler PJ, Risberg B et al (2002) Estrogen and progesterone hormone receptor status in breast carcinoma: comparison of immunocytochemistry and immunohistochemistry. Diagn Cytopathol 26:137–141

Williams SL, Birdsong GG, Cohen C et al (2009) Immunohistochemical detection of estrogen and progesterone receptor and HER2 expression in breast carcinomas: comparison of cell block and tissue block preparations. Int J Clin Exp Pathol 2:476–480

Zoppi J, Rotundo AV, Sundblad AS (2002) Correlation of immunocytochemical and immunohistochemical determination of estrogen and progesterone receptors in breast cancer. Acta Cytol 46:337–340

第 15 章

分子研究

15.1 引言

分子技术在病理学中的应用也改变了细胞病理学的状况。目前,在细胞学中应用分子技术辅助形态学诊断及判断预后已经被广泛接受。此外,对某些肿瘤治疗反应的标志物研究也已证实对临床非常有帮助。在分子学研究中,细胞学样本较组织学样本有很多的优势,如易于获取新鲜材料,取材后能够立即评估标本满意度并且能很好地保存 DNA 和 RNA (Schmitt 等,2008;Schmitt 和 Barroca,2011,2012)。获取少量标本即可进行基因组学和蛋白质组学研究, 例如,通过施行 FNAC 可尽量减少损伤性检查,并对肿瘤治疗反应等情况进行监控,而且可以重复检查。液基细胞学的出现使得在最佳环境中保存细胞成为可能,尤其是与甲醛固定石蜡包埋的组织相比时更是如此。

细胞学中经常应用到的分子技术包括聚合酶链式反应(PCR)和原位杂交(ISH)。更多的技术如原位 PCR、芯片、蛋白质及测序技术(包括二代测序)都已通过了验证(Di Lorito 和 Schmitt,2011)。对细胞学样本而言,PCR 是非常理想的技术, 可以检测整条染色体的变化,如缺失、易位甚至单个基因的点突变等变化。RT-PCR 以 cDNA 作为模板,扩增外显子序列来捕获易位点。PCR 的主要应用范围在于实体瘤诊断中检测基因突变或克隆性的基因重排。PCR 研究可以直接用 FNAC 收集的新鲜样本、液基细胞学样本甚至玻片上刮取的细胞。首先,穿刺针应该在乙醇、甲醇及培养液(如 RPMI)中充分清洗。FNAC 样本能完整保留 DNA 的数量及质量,50~100 个细胞即足以获得较好的 PCR 结果。FNAC 获取的肿瘤细胞是最理想的样本,很少受间质和局部结构影响。实际工作中,应用 cDNA 芯片进行分子筛查证实,与组织学样本相比,细胞学样本更少被间质和炎症细胞污染。

ISH 同样可以应用到细胞学中。该技术应用荧光或染色体标志物,检测染色体数量及结构上的异常。该技术结果可靠,有助于细胞学诊断,可以直接用于涂片中。单层的涂片对于 ISH 技术最为理想,乙醇固定或风干的涂片及细胞块也同样适合。这些技术一般用于检测缺失、插入或易位,但目前更多用于常规检测乳腺癌 HER2 基因的扩增。

分子技术在细胞学样本上应用的主要挑战来自几方面:选择能够用于少量样本的检测;应该避免将应用于组织学样本的方法直接跳转应用于细胞学样本中;为细胞学样本选用合适的对照。对于任何应用于细胞学的分子检测,验证是最重要的环节。理想的验证方法是与组织学样本进行配对,通过标准化操作流程进行比较(Schmitt 和 Barroca,2012;Schmitt,2011;Pang 等,2011)。在转移性肿瘤中, 细胞学样本可能是唯一可用的样本。因此,应用同一技术对细胞学和组织学结果进行验证非常关键。当使用细胞学样本时,对照是另一个需要重点关注的问题, 但是在50%以上已发表的文章中甚至没有提及对照(Colasacco 等,2011)。

分子技术的应用带来另外一个重要的问题:如何完好保存高质量的样本——既保证细胞形态又保证 DNA/RNA 的完整性。以往的研究已证明液基细胞学能保存高质量的 DNA 及 RNA,而这些高质量的 DNA/RNA 可以用于多种分子检测,如 PCR、RFLP 甚至测序(Longatto-Filho 等,2009;Wholschlaeger等,2009)。然而, 当诊断样本仅限于部分涂片时, 在归档的 FNA 样本中应用分子技术对临床极有帮助,随着这种情况的出现,分子技术在细胞学样本上应用得越来越多。面对用微创方法从取转移部位取材越来越重要的情况,有限的细胞学样本可能是检测突变时唯一可用的样本 (Pang 等,2011;Schmitt 和 Barroca,2011,2012)。另一方面,大多数用于检测基因表达的标准化高通量方法,例如基因表达谱,要求从新鲜组织或冰冻组织中提取足够量的高质量 RNA。高质量的新鲜冷冻的人体肿瘤及正常组织保存在肿瘤库中需要通过一系列的验证, 包括组织收集、保存、检索、运输及追踪。近来有研究证实,乳腺癌中获得的细针穿刺样本,对于细胞收集和保留高质量 RNA 而言, 是一种高效且节省样本的方法(Eloy 等,2009)。该方法是一种有效的替代方法,可以保证小肿瘤分子检测的样本量,而进行组织学评估时会需要所有样本。有些病例中需要显微切割技术富集肿瘤细胞数,因此细胞病理学家在细胞收集和选择中是必需的。

15.2 乳腺癌的分子分型

乳腺癌是一种具有异质性的肿瘤,包括了一系列形态学特征各异和临床行为截然不同的肿瘤。近来,研究证明此种多样性是不同的遗传学、表观遗传学及转录因子发生改变的结果(Curtis 等,2012;Perou 等,2000;Reis-Filho 和 Pusztai,2011;Tabchy 等,2010;Weigelt 等,2011)。乳腺癌的形态学常常与特定的分子改变相关,同一组织学类型的肿瘤会表现出截然不同的临床行为。此种情况在浸润性导管癌非特殊类型中最为常见,同一组织学级别的肿瘤其预后及对治疗的反应有显著差异。文献报道,可通过高通量技术,特别是芯片分析,依据乳腺癌的分子特征对乳腺癌进行重新分类。乳腺癌至少分为 5 种分子亚型:luminal A 型、luminal B 型、类似正常乳腺型、HER2 型及基底细胞样型 (Perou 等,2000;Reis-Filho 和 Pusztai,2011)。尽管在这些研究中样本例数有限,不同分子亚型有着不同的定义,但此种针对乳腺癌的分类方法仍然引起了肿瘤学家、病理学家及科学家们的重视。目前,该分类方法已经得到升级和更新。原来类似正常乳腺型被大多数的研究证实为芯片研究的假象。在所谓的三阴性乳腺癌(ER-、PR- 及 HER2-)中也出现了新的分类, 如 claudin 低表达及大汗腺分子亚型。在 ER 阳性肿瘤中,根据增殖指数的高低或有无 HER2 共表达,可再分为 luminal A 和 luminal B 两种亚型。值得注意的是,此种分类已经在某种程度上被人们所熟悉,如果再将基于芯片方法的分子亚型加入其中,可能会引起分类不均衡(Badve 等,2011)。实际上,芯片分析中最显著的差别在于 ER 阳性(ER+)及 ER 阴性(ER-)乳腺癌之间转录组的不同。

芯片技术毋庸置疑为我们了解乳腺癌作出了一定贡献。该技术为从分子水平证实乳腺癌是一种具有异质性的疾病提供了直接证据,ER 阳性与 ER 阴性乳腺癌有本质上的差别, 乳腺癌的分子亚型确实存在,一些特殊组织学类型的乳腺癌在分子水平上也是不同的。此外,芯片技术还促进了分子分型的发展,而该分子分型目前正在临床实验及预后相关的"基因印迹"研究中被印证,部分已经在美国和欧洲应用于临床工作中。但是,此分类仍有很大的局限性,基于芯片技术的乳腺癌分子分类要在临床实践中应用,还需要对其定义和确定分子亚型的方法标准化,以及进行前瞻性临床试验来验证这些分子亚型的作用。尽管在转化研究方面占用了大量的资源,目前仅有三个预测标志物用于指导乳腺癌患者的治疗:ER 和 PR,是用于内分泌治疗的预测分子;HER2,是用于曲妥珠和拉帕替尼治疗的靶标分子。

15.3 原发性乳腺癌 FNAC 分子研究

目前乳腺癌的临床处理仍依赖于传统的预后及预测分子,如组织学、临床参数以及作用明确的生物学因素(如 ER、PR 及 HER2), 所有因素都和乳腺癌的预后和治疗效果相关。传统的分类没有考虑到肿瘤的异质性,即肿瘤虽表现为同一特征却有迥然不同的治疗反应和预后。应用高通量的分子技术可以根据基因表达的状态把乳腺癌分为生物学和临床特征不同的亚群,从而更好地了解乳腺癌的复杂性。从治疗角度而言,乳腺癌可分为三类:激素受体阳性的患者可以应用激素受体靶向治疗,加或不加化疗药物;HER2 阳性的患者可以接受 HER2

靶向治疗,给予曲妥珠单抗或酪氨酸酶抑制剂拉帕替尼;对于激素受体和 HER2 均阴性的患者,只能采用化疗。ER 的表达是乳腺癌非常重要的预后和预测分子,与这一类型癌的生物学意义密切相关。ER 阳性的患者较 ER 阴性的患者具有更长的无疾病生存时间和总生存时间。此类肿瘤也具有异质性,可以进一步根据 HER2 共表达和增殖指数的高低分为 luminal A 和 luminal B 两种亚型。此种亚分类对于治疗而言非常重要, 因为 luminal B 型侵袭性更强, 更容易产生耐药性,所以应该施以化疗。

针对术前及不能手术治疗的患者,从乳腺癌患者 FNAC 取材的涂片乙醇固定后很适合通过免疫组织化学评估激素状态。该结果可靠, 甚至可以进行半定量分析。根据 ASCO/CAP 指南,乳腺癌中 ER 在 1%及以上的肿瘤细胞核中表达即可认定为阳性,所以细胞学样本也可以用于术前 ER 和 PR 状态的评估。最近,应用增殖指数 Ki-67 对 ER 阳性的患者进行分层研究也已得到证实。

临床应用曲妥珠单抗(赫赛汀)或拉帕替尼前需要对每位潜在受益患者肿瘤中 HER2 过表达和扩增进行评估。目前公认 HER2 扩增的金标准为 FISH。将 FISH 用于临床最主要的困难在于需要额外的设备,例如荧光显微镜和多通道的荧光滤片。银染原位杂交(SISH)可以弥补 FISH 上述不足,且与 FISH 符合率极高。一项研究证明,CISH 和 FISH 的 总符合率可以高达 95%(Di Palma 等,2008)。在 FNA 标本中施行 HER2 免疫组织化学还是有问题的,因为 HER2 的评分标准在此类标本中无法应用。但是,应用 FISH 或 SISH 评估 FNA 标本的 HER2 状态是可行且有帮助的, 与组织学符合率很高。赫赛汀获批用于新辅助治疗,使得 ISH 在原发性肿瘤穿刺中的应用增加。

三阴性乳腺癌(TNBC)是指 ER、PR 及 HER2 均为阴性的肿瘤。因其侵袭性生物学行为、预后差以及目前缺乏靶向治疗，越来越成为临床、生物学及流行病学瞩目的焦点。从病理机制方面更好地了解 TNBC 的发生和进展，包括尚不清楚的其与 BRCA1 突变的关系、表型异质性的病因等，可能会促进对此类乳腺癌患者计划性干预和制订新的个体化治疗方案。免疫组织化学常用于大队列乳腺癌患者甲醛固定石蜡包埋的组织，以探索分子亚型的分布情况。最终选择何种替代性的标志物仍在讨论中，而合适的组合也还未达成一致意见。尽管三阴性乳腺癌和基底细胞样乳腺癌并不相同且需要补充其他标记才能确定基底样表达，但三阴的特征经常被用于识别基底细胞样乳腺癌。但是，由于缺乏系统性的分类体系，导致比较结果时非常困难。三阴加上 CK5 阳性和(或)EGFR 阳性是经常选用的组合，但最近的研究表明增加 P-钙黏蛋白、波形蛋白和 CK14 有助于检测出 CK5 和 EGFR 阴性的基底细胞样乳腺癌(Sousa 等，2010)。CK14、CK34BE12 和 EGFR 三联组合在识别基底细胞样乳腺癌中具有很好的敏感性和特异性(Thike 等，2010)。三阴性乳腺癌侵袭性强，所以临床应尽可能早期做出诊断。如果细胞学发现坏死、核仁明显及细胞量丰富，并且伴有 ER 及 HER2 阴性免疫组织化学特征，此类病例需进一步检测是否为基底细胞样乳腺癌，可以通过免疫组织化学检测基底细胞标志物来明确诊断(Dufloth 等，2009)。

10 年前已证实用原发性乳腺癌 FNAC 样本进行表型分析是可行的。虽然这种方法在评估乳腺癌分子亚型方面不如用代表性免疫细胞化学分类那么重要，但其优势在于可以对正在进行新辅助治疗的原发性乳腺癌患者进行重复性细针穿刺(FNA)。此类标志物的变化可能与患者的临床预后相关，可以选择、优化或监控整个治疗过程。目前正在进行一些关于分子标志物的研究，此类研究通过对多次术前治疗和化疗中的肿瘤进行重复取样来完成。分析基因表达改变最佳的时间点会根据基因、治疗和患者的不同而发生变化。在此类时间依赖性的筛查中，要求根据基因变化来设定多次取样的时间间隔。只可能选用创伤尽量小、患者能够接受且取材过程本身尽可能少干扰肿瘤基因表达的技术。针对上述情况，FNAC 比粗针穿刺或其他切除活检技术更适合分子标志物检测(Annaratone 等，2012)。近来一项国际随机临床研究证实，应用 FNA 从原发性乳腺癌患者中获取样本并进行化疗疗效预测性分析是切实可行的(Tabchy 等，2010)。寄送到中心实验室的 FNAC 样本中，75% 的样本能获得足够量用于基因组分析的 RNA。应用 30 个基因的分子检测可以预测出对 T/FAC 有效而对 FAC 化疗无效的患者。如同其他大多数新应用的依赖于临床表型分子检测的分子预测标记一样，第一代基因组预测体系的预测价值在于可以检测大规模的基因表达差异，这种差异可以区分 ER 阴性与 ER 阳性癌及高级别与低级别癌。为了提高其临床应用价值，第二代基因预测体系需要针对乳腺癌不同分子和表型分别加以改进。

15.4 转移性乳腺癌 FNAC 分子研究

转移性乳腺癌是需要在 FNAC 样本上行分子检测的另一类重要病变，这类病变通常需要结合临床和影像学来确诊。一旦确诊，患者应根据原发性肿瘤的 ER、PR 及 HER2 状态进行系统性治疗。很少对可疑转移灶做活检。乳腺癌肿瘤内基因和蛋白水平的异质性已得到充分证实。回顾性研究表明,原发灶和转移灶激素受体不一致率可高达 30%,而 HER2 状态不一致率达到 5%~10%(Amir 等,2011),复发灶与原发灶 ER、PR 及 HER2 的不一致率分别为 12.6%、31.2% 及 5.5%。对于 ER 及 HER2 而言,受体表达和缺失的比率大致相同;对于 PR 而言,缺失较表达更为常见(Amir 等,2011)。

上述结果均强调了获取乳腺癌复发灶进行评估的必要性。外科手术活检可能会导致许多负面的结果,比如焦虑、疼痛、治疗延迟及高额费用。FNAC 因此成为从转移部位获取细胞进行研究安全、可靠、经济的替代方法(Wilking U 等,2011)。应用 FISH 技术对于乳腺癌转移灶 FNAC 样本进行 FISH 检测,结果发现患者原发灶和转移灶之间一致率为 76%,不一致率为 10%。多因素 Cox 回归分析显示,HER2 状态发生变化的患者较 HER2 一直阳性的患者死亡风险显著增加。乳腺癌中 HER2 不稳定状态具有重要临床意义,应鼓励对复发灶经常检测。我们的经验是,通过在 FNAC 样本中应用 FISH 技术,原发性乳腺癌和转移灶之间存在 15% 的不一致(数据未发表)。总之,FNAC 是一种创伤小且能获取较好的乳腺癌标本的方法,包括从转移部位取样、能为 HER2 原位杂交(ISH)检测提供保存完好的核酸和信号。乳腺癌原发灶和复发灶之间基因及蛋白表达的不一致可能不仅局限于 ER、PR、HER2 三个基因,还会涉及其他的药物靶点基因。近来,正在有 HER2 基因扩增的患者中进行有关磷酸化酶及张力蛋白同源物(PTEN)、PI3K 基因突变分析,目的在于发现耐药的肿瘤患者。用 FISH 的方法检测 PTEN 的杂合性缺失(LOH)以及用 RT-PCR 和测序的方法检测 PTEN 和 PI3K 的突变,这些检测均可用 FNAC 样本来完成。

15.5 用于乳腺癌冰冻组织库的 FNAC 分子研究

乳腺癌分子研究特殊方法,如表达芯片,要求新鲜冰冻组织作为 RNA 的来源。高质量新鲜冰冻人体肿瘤标本和正常组织可通过合法程序收集、储存、检索、运输及样本溯源等存入肿瘤组织库。已经有许多关于如何保存样本的报道。大多数实验室将冰冻碎片组织储存在冰冻管中,或者用冰冻介质将组织包埋在冰冻模具中。在某些病例(肿瘤体积较小或新辅助治疗后肿瘤体积减小),在不影响诊断的情况下不可能收集到推荐的最小样本量——0.5cm³。如前面所述,乳腺癌分子研究已经成功应用于细胞学样本,如新鲜乳腺肿瘤刮片和细针穿刺样本。为了节省组织学诊断的样本,可用细针从新鲜肿瘤上取材,从而获得有代表性的组织(Eloy 等,2009)。取样后,穿刺针可以在已标记的 EP 管中用磷酸缓冲盐溶液(PBS)冲洗。样本可以冷藏于 –70℃,可以成功地从中提取到 RNA。乳腺癌手术标本细针取样是组织收集、保存行之有效的节省样本的方法。此类样本可提取到高质量的 RNA。对于我们需要将全部样本进行组织学评估的小的肿瘤而言,这是进行分子研究很有效的替代方法。

(李忠武 译　曹箭 审)

参考文献

Amir E, Miller N, Geddie W et al (2011) Prospective study evaluating the impact of tissue confirmation of metastatic disease in patients with breast cancer. J Clin Oncol 30:587–592

Annaratone L, Marchio C, Renzulli T et al (2012) High-throughput molecular analysis from leftover of fine needle aspiration cytology of mammographically detected breast cancer. Transl Oncol 10:1–10

Badve S, Dabbs DJ, Schnitt SJ et al (2011) Basal-like and triple-negative breast cancers: a critical review with an emphasis on the implications for pathologists and oncologists. Mod Pathol 24:157–167

Colasacco C, Mount S, Leiman G (2011) Documentation of immunocytochemistry controls in the cytopathologic literature: a meta-analysis of 100 journal articles. Diagn Cytopathol 39:245–250

Curtis C, Shah SP, Chin SF et al (2012) The genomic and transcriptomic architecture of 2,000 breast tumours reveals novel subgroups. Nature. doi:10.1038/nature10983

Di Lorito A, Schmitt F (2011) (Cyto)pathology and sequencing: next (or last) generation? Diagn Cytopathol 40:459–461

Di Palma S, Collins N, Bilous M et al (2008) A quality assurance exercise to evaluate the accuracy and reproducibility of chromogenic in situ hybridisation for HER2 analysis in breast cancer. J Clin Pathol 61:757–760

Dufloth RM, Alves JM, Martins D et al (2009) Cytological criteria to predict basal phenotype of breast carcinomas. Diagn Cytopathol 37:809–814

Eloy C, Amendoeira I, Schmitt FC (2009) Fine-needle aspiration as an alternative method for frozen tissue banking of breast cancer. Diagn Cytopathol 37:76–77

Longatto-Filho A, Gonçalves AE, Martinho O et al (2009) Liquid-based cytology in DNA-based molecular research. Anal Quant Cytol Histol 31:395–400

Pang NKB, Nga ME, Chin SY et al (2011) KRAS and BRAF mutation analysis can be reliably performed on aspirated cytological specimens of metastatic colorectal carcinoma. Cytopathology 22(6):358–364

Perou CM, Sorlie T, Eisen MB (2000) Molecular portraits of human breast tumours. Nature 406:747–752

Reis-Filho JS, Pusztai L (2011) Gene expression profiling in breast cancer: classification, prognostication, and prediction. Lancet 378:1812–1823

Schmitt FC (2011) Molecular cytopathology and flow cytometry: pre-analytical procedures matter. Cytopathology 22:355–357

Schmitt FC, Barroca H (2011) Possible use and role of molecular techniques in FNA. Diagn Histopathol 17:286–292

Schmitt F, Barroca H (2012) Role of Ancillary studies in fine-needle aspiration from selected tumors. Cancer Cytopathology 120:145–160

Schmitt FC, Longatto-Filho A, Valent A et al (2008) Molecular techniques in cytopathology practice. J Clin Pathol 61:258–267

Sousa B, Paredes J, Milanezi F et al (2010) P-Cadherin, vimentin and CK14 for identification of basal-like phenotype in breast carcinomas: an immunohistochemical study. Histol Histopathol 25:963–974

Tabchy A, Valero V, Vidaurre T et al (2010) Evaluation of a 30-gene paclitaxel, fluorouracil, doxorubicin, and cyclophosphamide chemotherapy response predictor in a multicenter randomized trial in breast cancer. Clin Cancer Res 16:5351–5361

Thike AA, Cheok PY, Jara-Lazaro AR et al (2010) Triple-negative breast cancer: clinicopathological characteristics and relationship with basal-like breast cancer. Mod Pathol 23:123–133

Weigelt B, Pusztai L, Ashworth A et al (2011) Challenges translating breast cancer gene signatures into the clinic. Nat Rev Clin Oncol 9:58–64

Wholschlaeger J, Worm K, Schmitt F et al (2009) Assessment of DNA, small NCRNA and MRNA detection over time in liquid-based cytology specimens. Cytopathology 20:67

Wilking U, Karlsson E, Skoog L et al (2011) HER2 status in a population-derived breast cancer cohort: discordances during tumor progression. Breast Cancer Res Treat 125:553–561

第 **16** 章

穿刺与核芯针活检比较

16.1 引言

在乳腺病变评估中,临床、影像学和病理三步法评估已成共识。乳腺病变的病理评估中,因为小样本评估(FNAC 和穿刺活检)不需要全身麻醉,发病率和并发症的发生率低,已很大程度上取代了切除活检,许多医疗中心把 FNAC 和穿刺活检作为首选检查方式。

FNAC 可以徒手操作,也可在超声引导下进行。这项技术已在前面的章节讨论过,这里仅做简单总结。不管是徒手还是超声引导下操作,都是针刺入病变,然后利用轻微吸力来回抽吸。通过毛细血管作用将细胞样本吸入注射器针道里。每一针刺入认为是一次穿刺。每次操作可能会一次或多次穿刺。吸出的样本喷涂到玻璃片上制作涂片,可以风干或用乙醇固定或放入乙醇固定液中进一步制备细胞块。

穿刺活检包括核芯针活检和真空辅助乳腺活检。核芯针活检经皮操作,通常采用 14G 或 16G 中空大核芯针头吸出乳腺组织样本。可触及的病变可单手固定病变徒手穿刺,可触及和不可触及的病变均可在乳腺 X 线立体定位或超声影像引导下活检。由于每次刺入都可获得单次样本,要得到足够诊断的乳腺组织需要多次刺入。

真空辅助活检是依赖于乳腺 X 线立体定位或超声影像学的操作,采用的是 11G 核芯针。可通过真空穿刺方式取得多个组织样本,与核芯针活检不同的是,只需用特殊活检针经由皮肤上标记处单次刺入乳腺。

16.2 FNAC 与活检的比较

从方法学方面来说,FNAC 通常更快速,不需要特殊设备,在诊室即可施行,而且安全、费用低,并发症很少,最常见的是轻微出血。穿刺活检则需要特殊设备,且活检针价格比 FNAC 注射器昂贵。因为穿刺活检取出的组织多,并发症如出血等发生更多。所需时间也比 FNAC 明显更长。真空辅助活检更是如此。因为乳腺医疗服务费用比较高,从这方面考虑,FNAC 比穿刺活检要便宜得多。

从病理诊断方面来说,一般认为 FNAC 和穿刺活检在乳腺病变评估中准确率都很高,但两种取材方式有细微差别。了解这些差别对于合理选择 FNAC 和穿刺活检以及正确报告结果是必要的。文献中只有很少报道对比了 FNAC 和穿刺活检效果，有些报道还对同组操作者在同一病变施行这两种取材方式的结果进行了评估，研究发现穿刺活检特异性和敏感性更高、可疑病例更少、标本不满意率更低(Barra Ade 等,2008;Shannon 等,2001)。与 FNAC 相比，穿刺活检报告受操作者技术的影响小，可能是因为它对技术水平要求不高，而诊断更依赖于足量病变组织、存在结构特征以及具有更多的样本做下一步研究(如免疫组织化学)，包括评估预后和预测因素(如激素受体和 HER2 表达)(Shannon 等,2001)。因此，在许多医疗中心，穿刺活检比 FNAC 受欢迎。然而，在需处理大量患者和资源短缺的医疗中心,FNAC 因其成本低、易于操作,通常是首选取材方式。穿刺活检的另一个问题是它在一些解剖学部位(如邻近皮肤区、胸壁或锁骨上窝)无法操作。一些作者还认为穿刺活检 (尤其是真空辅助活检)可能会把较小的病变完全取出,使得最后切缘评估困难(Tse 和 Tan,2010)。

在乳腺病理诊断方面,有些特殊部位或类型的病变会造成明显的诊断困难,包括影像学可检出的不可触及的钙化、低级别恶性和交界性病变、DCIS 和浸润癌、乳头状病变和特殊的纤维上皮性病变。其中很多病变比较常见,临床细胞学医生经常会遇到。

16.3 影像学可检出的不可触及的钙化

随着乳腺筛查应用越来越多、效果越来越好,越来越多临床上无法发现、不可触及的乳腺病变被检出,这些病变可能表现为结构异常或钙化。由于影像学特征让人不放心,大多数病变需要进一步行病理学诊断。FNAC 和穿刺活检效果均有大量研究报道。

总体来说,这类病变 FNAC 敏感性和特异性(约 70%)低于穿刺活检(约 90%)(Leifland 等,2003)。如果去除 FNAC 中的不确定病变(不典型和可疑病例),FNAC 的准确性可提高到 90%~95%(Leifland 等,2003)。在处理不可触及的乳腺病变时,标本不满意率高是 FNAC 的主要问题,报道的不满意率为 10%~58%,而核芯针活检报道的不满意率则接近 20%(Ibrahim 等,2001;Boerner 等,1999)。因此,穿刺活检看起来好像比 FNAC 效果要好,但考虑到标本不满意率结果就不一样了。FNAC 中标本不满意率比较好确定,即广为接受的标准是所有涂片中的上皮细胞团数量少于 6 团(Boerner 等,1999),而穿刺活检中没有这样的标准。穿刺活检中只看到良性纤维组织常报告为良性,而不是不满意。因此,报道的穿刺活检的不满意率可能存在低估。不难想象,对不可触及的病变实施 FNAC 诊断充满挑战,这包括对病变定位困难,以及如果病变有玻璃样变或细胞稀少时会造成样本不足,导致无法诊断。

穿刺活检方式不同,结果也不同。真空辅助活检的敏感性和特异性高于小号核芯针活检,即使后者影像学定位敏感性和特异性增加后也不及前者。FNAC 对钙化检查没有帮助,但与核芯针活检相比真空辅助活检对不可触及的病变中钙化的检出率较高(Lacambra 等,2011)。

16.4 低级别恶性和交界性病变

FNAC 在诊断低级别恶性病变和鉴别这组病变与上皮非典型增生中的作用有限。但因不同的诊断临床处理有显著差别,鉴别诊断极为重要。在临床实践中,与 ADH 相比,尽管 DCIS 是低级别的,也被认为是很"严重"的病变,并按"严重"病变进行处理。需要说明的是，细胞学诊断的非典型性与组织学上的"非典型性或交界性"病变没有直接关系。细胞学诊断的"非典型性"不是特定的一个类别，穿刺证实 30%~45% 的非典型性为恶性，55%~70% 为良性。换个角度来看，FNAC 将很多恶性病变诊断为非典型性，还将高达 23% 的良性病变也报告为非典型性(Tran 等，2010)。目前文献报道的非典型穿刺中的细胞学特征都不能预测组织学的良恶性(Lim 等，2004)。出现细胞学非典型性的原因有很多，可以归为技术性的、报告性的和本身固有的。技术性原因包括标本背景血多、样本小或干燥所致人工假象使正确报告受到影响。报告性原因通常是指报告者经验不足。而最重要的原因还是本身固有的原因，与同属于这一类别的很多病变细胞学形态特征交叉有关(Lim 等，2004)。这是必然的，因为我们对交界性病变，尤其是分子机制的认识在逐渐增加。现在认为很多交界性病变，从平坦上皮不典型性、ADH 和小叶性肿瘤到低级别导管癌(原位或浸润，包括小管癌)，都是所谓的低核级肿瘤家族的不同阶段，具有相似的分子发展模式。这组低级别病变具有相似的非典型细胞形态，同时又有各自不同的特征，如 ADH 结构复杂、低级别 DCIS 病变较大。

一般来说，穿刺活检对交界性病变的诊断更为准确。但也并非完全如此。穿刺活检 ADH 实际上也可能是具有相同形态的较大 DCIS 病变部分取材的表现。高达 45% 的低级别 DCIS 病例可能会被诊断为 ADH，尤其是 DCIS 体积较小、核级比较低时(Wagoner 等，2009)。还有报道称穿刺活检中两个以上病灶或表现为微乳头状形态的 ADH 切除后病理为 DCIS 的概率更大(Wagoner 等，2009)。与核芯针活检相比，真空辅助活检的标本满意度和准确性与进针次数无关，而核芯针活检至少需要三针(Lacambra 等，2011)，提示不满意标本可能只发生在核芯针活检，而在真空辅助活检中不会发生。

16.5 导管原位癌和浸润癌

FNAC 的主要难点之一是乳腺恶性穿刺能否诊断浸润，这对临床很有意义，因为有无浸润对患者的处理完全不同。一般来说，DCIS 只需局部切除，而浸润癌通常需要局部切除及相应的淋巴结评估(腋清扫或前哨淋巴结评估)。在日常工作中，多数细胞学医生会避免报告乳腺恶性穿刺中的浸润状态。那么，是否有一些细胞学形态特征能让我们对浸润情况进行预测呢？据报道，一些特征如成纤维细胞、弹力纤维样间质片段、管状结构增生、浸润性脂肪组织片段和浸润性纤维组织片段都有助于预测浸润(Sauer 等，2006；Klijanienko 等，2004；Mckee 等，2001)。在这些特征中，浸润性纤维组织片段被认为是最可靠的 (Klijanienko 等，2004)，但有报道仅用这一指标会造成假阳性结果。即使用这些形态特征中的 2~3 个指标，仍会因敏感度低和假阳性高(这是我们极不想见到的结果)而应用受限(Sauer 等，2006；Mckee 等，2001)。鉴于 FNAC 存在这种固有的浸润诊断困难的问题，而术前了解浸润状态又很重要，那么穿刺活检应该被认为是唯一的替代方法吗？如果你回顾一下穿刺活检诊断的 DCIS，再与随后切除的最终结果对比，就会发现有高达 44% 的穿刺 DCIS 病例切除后被诊断为浸润癌，也就是说穿刺活检漏诊了很多的浸润性病变(Dillon 等，2006)。更令人困扰的是，尽管许多研究者都在努力，但在形态为 DCIS 的穿刺活检中依然没有发现满意的预测浸润的指标。已评估过的指标包括影像学特征(肿物、质地、钙化)、组织学特征(大小、分级、坏死、钙化、结构、小叶扩张、导管周围炎症和导管周围纤维化)和标本满意度(标本条数目)，而这些均不是可靠、稳定的预测指标。穿刺活检针次阳性百分数可提示疾病严重程度，是一个相对合理的预测指标(Go 等，2010)。除此之外，目前在形态为 DCIS 的穿刺活检中仍没有可靠的预测浸润的指标。

16.6 乳头状病变

乳腺乳头状病变是细胞学准确诊断的高难区。乳头状病变的细胞学特征和相关问题已在之前的章节介绍过。简而言之，乳头状病变包括生物学行为从良性到恶性的一组乳腺病变。这导致乳头状病变形态多样，而且在 FNAC 和小标本中很难对这些病变进行准确诊断、分类。除了常见典型良性导管乳头瘤和乳头状癌，乳头状瘤还与多层旺炽性上皮增生、上皮非典型增生和 DCIS 难以区分。区分伴有 ADH 的乳头状瘤与伴有 DCIS 的乳头状瘤可仅仅根据大小，以 3mm 作为临界值，小于这个数值为非典型增生病灶。因为这些病变细胞形态上没有本质区别，所以细胞学无法区分。鉴于细胞学诊断困难，美国国家癌症研究所(NCI)指南把乳头状病变归入中间类别(乳腺癌筛查病理协调委员会细胞学亚组，1994)。文献报道，与其他乳腺病变相比，乳头状病变 FNAC 诊断准确率很低，为 27%~88%(Tse 等，2008)。FNAC 诊断乳头状病变的总准确率很低，细胞学能否区分良恶性乳头状病变？两者的细胞学特征差异很小，恶性乳头状病变通常乳头状分支更长、更细、更复杂，细胞量更多，缺乏纤维血管轴心的上皮细胞团更多，背景中有异型细胞。然而，这些特征不可能全部出现在所有病例中 (Choi 等，2006)，FNAC 诊断恶性乳头状病变的总准确率仍然很低，

有文献报道低于 50%。穿刺活检诊断乳头状病变相对容易，同时也是穿刺活检相对于 FNAC 的一个明显优势。但在乳头状病变的进一步分类中，穿刺活检同样面临 FNAC 中遇到的问题。实际上，有研究显示穿刺活检诊断的良性乳头状瘤中高达 35%最终诊断为非典型病变或恶性病变(Rizzo 等，2008)。在良性与非典型病变或恶性病变的鉴别诊断方面，已有完善的组织学标准，但不幸的是这些鉴别特征是量化而非定性的指标。因此，在活检标本中可能会因所见的标本大小导致不能对病变进行充分评估，从而造成活检诊断中出现大量低估诊断。当我们回顾乳头状病变的穿刺活检和切除结果时，会发现假阴性(低估诊断)率通常高于假阳性(高估诊断)率。

16.7 纤维上皮性病变

纤维上皮性病变通常是指纤维腺瘤和叶状肿瘤。纤维腺瘤一般来说是良性的，而叶状肿瘤行为多样，可从完全良性的临床过程，到局部复发倾向，再到引起罕见的远处转移。包括充足切缘的完全切除被认为是叶状肿瘤最佳的处理方式，但纤维腺瘤不需要类似的切缘。新版乳腺肿瘤 WHO 分类(2012)推荐在良性纤维上皮性病变中采用纤维腺瘤的诊断，它可以显示某些(虽然并非全部)良性叶状肿瘤的特征，以避免过度处理。强调纤维上皮性病变术前准确诊断的重要性有助于制订最佳治疗方案。有两个问题与叶状肿瘤 FNAC 评估相关：①叶状肿瘤与纤维腺瘤的鉴别诊断；②FNAC 中叶状肿瘤的分类。迄今为止，FNAC 诊断叶状肿瘤的准确性并不理想，据报道为 25%~70% (Dusenbery 和 Frable，1992；Bhattarai 等，2000)。导致这种情况的原因是多方面

的,其中包括叶状肿瘤与纤维腺瘤形态有交叉以及叶状肿瘤生长模式的异质性。已报道的有助于诊断叶状肿瘤的细胞学特征有间质片段增加或间质与上皮片段的比例增加、背景中有数量较多的间质片段和柱状细胞及总体细胞密度增大(Bhattarai 等,2000)。穿刺活检中也遇到了同样的问题,在某些情况下无法区分叶状肿瘤与纤维腺瘤(Jara-Lazaro 等,2010)。一些组织学特征有利于在穿刺活检中鉴别叶状肿瘤与纤维腺瘤,包括间质细胞密度增加、间质核异型、间质过度增生、每 10 个高倍视野中分裂象超过 2 个及假血管瘤样间质增生(PASH)(Tsang 等,2011)。已经诊断为叶状肿瘤,通过穿刺涂片判断是否恶性问题更大。虽然有些报道涂片中细胞量多、核分裂象、叶状片段和间质细胞的异型性有助于诊断恶性 (Vladescu 等,2004),但其他研究者警告说叶状肿瘤穿刺中核分裂象评估可能并不可靠 (Jayaram 和 Sthaneshwar,2002)。因为恶性叶状肿瘤罕见,FNAC 相关诊断经验仍很少。

16.8 小结

FNAC 和穿刺活检对大多数乳腺病变的诊断都很有帮助,诊断准确率也高,尤其是与三步评估法联用时。FNAC 廉价、快捷、易于操作,但通常获得的样本不足以用于进一步辅助检查,尤其是在恶性病例中。由于 FNAC 取样的固有特点,FNAC 标本不满意率和样本量不足比例很高。在特定病变中,FNAC 和穿刺活检的诊断准确性是不同的,所有乳腺专业人员在选择 FNAC 或穿刺活检及评估病理结果时都应记住这一点。处理无法触及的筛查病变时,穿刺活检因为可获得更多的标本并能更好地取到钙化,要优于 FNAC。真空辅助活检也明显优于核芯针活

检。当处理非典型和交界性病变时,由于这一类病变有交叉、细胞学形态常比较相似,而且其区别常常是基于 FNAC 中无法评估的组织结构和病变大小,因此 FNAC 难以区分。穿刺活检确实可以做出交界性病变的诊断,但也会造成对此类病变的大量低估诊断。核芯针活检的准确率与取材的组织条的数量有关,而真空辅助活检与此无关,表明后者即使在单个标本条内也能获得足够的样本。乳腺癌 FNAC 的一个固有局限是不能可靠地预测浸润。尽管反复检测,但仍然没有发现可靠而稳定的细胞学标准。乳腺活检中见到浸润病灶可高度肯定浸润,但当活检中仅见到原位癌成分时,穿刺活检对预测浸润作用不大。同样缺乏稳定有用的组织学标准。FNAC 对乳头状病变的诊断及其分类很困难,穿刺活检对乳头状病变的诊断更准确、更确定,但假阴性(漏诊乳头状癌)率仍然很高。在纤维上皮性病变中,FNAC 不能可靠地区分叶状肿瘤和纤维腺瘤,当怀疑为叶状肿瘤时,细胞学也难以分类。如前所述,这些问题很多与 FNAC 本身固有的局限性有关,因此这些问题即使在 FNAC 最佳条件下也依然会存在。我们选择 FNAC 作为研究方法及报告 FNAC 结果时都应该牢记这一点。

(李香菊 译 曹箭 审)

参考文献

Barra Ade A, Gobbi H, de L Rezende CA et al (2008) A comparison of aspiration cytology and core needle biopsy according to tumor size of suspicious breast lesions. Diagn Cytopathol 36:26–31

Bhattarai S, Kapila K, Verma K (2000) Phyllodes tumor of the breast. A cytohistologic study of 80 cases. Acta Cytol 44(5):790–796

Boerner S, Fornage BD, Singletary E et al (1999) Ultrasound-guided fine-needle aspiration (FNA) of nonpalpable breast lesions: a review of 1885 FNA cases using the

National Cancer Institute-supported recommendations on the uniform approach to breast FNA. Cancer 87(1): 19–24

Choi YD, Gong GY, Kim MJ et al (2006) Clinical and cytologic features of papillary neoplasms of the breast. Acta Cytol 50(1):35–40

Cytology Subgroup of the National Coordinating Committee for Breast Cancer Screening Pathology (1994) Guidelines for cytology procedures and reporting on fine needle aspirates of the breast. Cytopathology 5(5):316–334

Dillon MF, McDermott EW, Quinn CM et al (2006) Predictors of invasive disease in breast cancer when core biopsy demonstrates DCIS only. J Surg Oncol 93(7): 559–563

Dusenbery D, Frable WJ (1992) Fine needle aspiration cytology of phyllodes tumor. Potential diagnostic pitfalls. Acta Cytol 36(2):215–221

Go EM, Chan SK, Vong JS et al (2010) Predictors of invasion in needle core biopsies of the breast with ductal carcinoma in situ. Mod Pathol 23(5):737–742

Ibrahim AE, Bateman AC, Theaker JM et al (2001) The role and histological classification of needle core biopsy in comparison with fine needle aspiration cytology in the preoperative assessment of impalpable breast lesions. J Clin Pathol 54(2):121–125

Jara-Lazaro AR, Akhilesh M, Thike AA et al (2010) Predictors of phyllodes tumours on core biopsies of fibroepithelial neoplasms. Histopathology 57(2): 220–232

Jayaram G, Sthaneshwar P (2002) Fine-needle aspiration cytology of phyllodes tumors. Diagn Cytopathol 26(4):222–227

Klijanienko J, Katsahian S, Vielh P et al (2004) Stromal infiltration as a predictor of tumor invasion in breast fine-needle aspiration biopsy. Diagn Cytopathol 30(3):182–186

Lacambra MD, Lam CC, Mendoza P et al (2011) Biopsy sampling of breast lesions: comparison of core needle and vacuum assisted breast biopsies. Breast Cancer Res Treat [Jun 23 epub]

Leifland K, Lagerstedt U, Svane G (2003) Comparison of stereotactic fine needle aspiration cytology and core needle biopsy in 522 non-palpable breast lesions. Acta Radiol 44(4):387–391

Lim CJ, Al-Masri H, Salhadar A et al (2004) The significance of the diagnosis of atypia in breast fine-needle aspiration. Diagn Cytopathol 31:285–288

McKee GT, Tambouret RH, Finkelstein D (2001) Fine-needle aspiration cytology of the breast: invasive vs. in situ carcinoma. Fine-needle aspiration cytology of the breast: invasive vs. in situ carcinoma. Diagn Cytopathol 25(1):73–77

Rizzo M, Lund MJ, Oprea G et al (2008) Surgical follow-up and clinical presentation of 142 breast papillary lesions diagnosed by ultrasound-guided core-needle biopsy. Ann Surg Oncol 15:1040–1047

Sauer T, Garred O, Lømo J et al (2006) Assessing invasion criteria in fine needle aspirates from breast carcinoma diagnosed as DICS or invasive carcinoma: can we identify an invasive component in addition to DCIS? Acta Cytol 50:263–270

Shannon J, Douglas-Jones AG, Dallimore NS (2001) Conversion to core biopsy in preoperative diagnosis of breast lesions: is it justified by result? J Clin Pathol 54:762–765

Tran PV, Lui PC, Yu AM et al (2010) Atypia in fine needle aspirates of breast lesions. J Clin Pathol 63: 585–591

Tsang AK, Chan SK, Lam CC et al (2011) Phyllodes tumours of the breast - differentiating features in core needle biopsy. Histopathology 59:600–608

Tse GM, Ma TK, Lui PC et al (2008) Fine needle aspiration cytology of papillary lesions of the breast: how accurate is the diagnosis? J Clin Pathol 61:945–949

Tse GM, Tan PH (2010) Diagnosing breast lesions by fine needle aspiration cytology or core biopsy: which is better? Breast Cancer Res Treat 123:1–8

Vladescu T, Klijanienko J, Caillaud JM et al (2004) Fine-needle sampling in malignant phyllodes tumors: clinicopathologic study of 22 cases seen at the Institut Curie. Diagn Cytopathol 31:71–76

Wagoner MJ, Laronga C, Acs G (2009) Extent and histologic pattern of atypical ductal hyperplasia present on core needle biopsy specimens of the breast can predict ductal carcinoma in situ in subsequent excision. Am J Clin Pathol 131:112–121

第 17 章

未来展望

乳腺癌是世界许多地区女性最常见的癌症，已成为一项主要的全球性医疗问题。在发达国家，有迹象显示乳腺癌保持着较高的发生率；而在发展中国家发生率总体较低，但已有升高趋势，至于以后是否会"赶超"发达国家目前尚不可知。因为发展中国家人口基数很大，即便是癌症发生率有轻微升高也会造成患者人数的明显增加。因此，乳腺病变的研究和诊断很可能仍是医疗保健和规划的主要问题之一。目前久经考验的三步评估法规定病理评估作为一项评估乳腺病变的强制性评估标准。FNAC 因其费用低廉、简单快捷且操作不需要额外设备而被认为起着至关重要的作用。在一些医疗机构核芯针活检因费用较高而未能被广泛应用；在预期乳腺癌病例数有显著升高的地区，FNAC 将会成为可行的选择。相对于核芯针活检，FNAC 诊断的准确性与操作者水平、诊断者技术密切相关（Westenend 等，2001）。穿刺时的感觉也是至关重要的；因此穿刺者最好同时也是诊断者。穿刺操作者经验丰富，FNAC 敏感性和特异性就会高（Gordon 等，1993）。在日常工作中遇到的绝大多数病例，FNAC 都是很有帮助的。事实上，所有良性病变，包括炎性病变、纤维囊性变以及包括纤维腺瘤在内的其他良性肿瘤，通过 FNAC 样本均可获得确定诊断。这同样适用于大多

数恶性病变。我们知道大多数恶性乳腺肿瘤为非特殊型浸润性导管癌，FNAC 对此诊断是毫无问题的，但一直存在的问题是 FNAC 不能可靠地区分非浸润癌（原位）和浸润癌，而这又与患者后续的外科治疗密切相关。

我们越来越了解乳腺癌发生的内在分子机制，使得大家对乳腺癌分子分型产生了比传统组织学分类更大的兴趣，这在对患者的处理中也得到体现。分子分型实际上是基于相关激素受体、HER2 和其他基底细胞角蛋白的基因表达谱，肿瘤的"分子状态"信息为诊疗处理提供了便利，尤其是在治疗方案的选择上（包括个体化靶向治疗）。在日常工作中，用免疫组织化学评估这些"分子信号"已成为诊疗常规。乳腺细胞学也能用细胞学样本做免疫组织化学检测，从而避免采用更具侵入性、创伤更大、耗时更长且需要较大设备（如Mammotone）的核芯针活检。在细胞学样本，尤其是制备成凝血酶凝块和细胞块后很容易做激素受体和 HER2 评估。这些应该常规制备并行免疫组织化学染色。理论上，医生不需要等待核芯针活检或切除活检即可开始新辅助化疗。文献证实，与常规组织学评估（Moriki 等，2004）相比，ER 和 PR 染色准确无误，尤其是 ER（Cano 等，2003）比 PR 更准确。

乳腺细胞学已经发展到相当水平，使得原来不能做的许多研究现在可以很容易地

施行。目前，已可以在细胞块样本上行免疫组织化学。已有多种标记包括 Ki-67、p53、p63、E-钙黏蛋白和细胞周期蛋白 D1 可用于辅助鉴别良恶性乳腺病变。正如之前所述，激素受体和 HER2 有预后和预测价值，目前在 FNAC 标本中即可评估，而这与制订新辅助化疗方案和评估复发情况密切相关。此外，除了 ER、PR 和 HER2，初步证明 Bcl2 也是预测肿瘤对治疗反应的一种有用的生物标记（Becette 等，2011）。因此，多种临床重要检测都可以在 FNAC 样本中进行，从而为乳腺癌提供综合诊治指标。

还有一组特殊的通过 FNAC 难以诊断的病变，包括无法触及的交界性病变、乳头状病变和一些纤维上皮性病变。在无法触及的病变中，最常见的是旺炽性上皮增生、柱状细胞病变（含平坦上皮不典型性和 ADH 或低级别 DCIS）和小叶肿瘤。一般来说，尽管在前面的章节里已详细阐述了这些细胞学鉴别诊断特征，但在日常工作中还是不能对这些病变做出明确分型和鉴别。但是，我们要从正确的临床角度来看待这一点。首先，由于这类病变大多是触不到的，因此难以通过 FNAC 直接取材。即使有影像学引导，经细胞学方法也可能获取不到足够的病变样本。对这些病变误诊的后果可能不会很严重。目前我们已对交界性病变的生物学行为有了了解，知道它们进展缓慢，只有一些病变会发展到癌（通常是低级别的）。而且，术前诊断的替代方案，即应用各种核芯针活检行组织学检查，也有很多误诊（尽管不如 FNAC 多）（Tse 和 Tan，2010）。因此，目前对乳腺交界性病变还没有很好的评估方法。对这些病变的准确鉴别有赖于病变的具体大小，因此完整切除病变行组织学评估仍然是金标准。

第二类诊断难题是乳头状病变。众所周知，乳头状病变是一组生物学行为不同的病变，包括从良性到低度恶性，许多病变行为在二者之间。组织学穿刺活检和细胞学都很难获得准确诊断。有很多原因：首先乳头状病变可能是异质性的，同一病变中有良性和恶性（或非典型）成分混合存在；再者，对病变大小的评估在最终诊断中起决定性作用——非典型增生的小病灶可能被诊断为非典型增生，而相似的但更大的病灶就需要诊断为原位癌。FNAC 中我们无法评估病变大小；即使发现了非典型上皮改变仍然不能做出正确诊断。虽然罕见，但也有例外，比如当用大口径针穿刺，能取到足够的组织片段来正确判断乳头状病变的性质和上皮非典型的程度时。

另一类诊断困难的病变是纤维上皮性病变。这类病变大多是良性纤维腺瘤，还有一些其实是叶状肿瘤，其生物学行为多样，其中恶性肿瘤表现为肉瘤。一般来说，叶状肿瘤表现为间质细胞高度增生、有异型性、可见核分裂象。术前正确诊断这些病变只是想象，很多时候是不可能的。根本原因在于这些病变间质形态也存在异质性，某些病变与细胞少的良性纤维腺瘤不易鉴别。

细胞学在乳腺病变分子研究中发挥着越来越重要的作用，而最适于细胞学样本的分子平台是 PCR 和原位杂交，其他技术如原位 PCR、组织芯片、蛋白质组学和测序（包括二代测序）方法尚需研究证实。原位杂交（ISH）可应用荧光或显色标记检测染色体数量或结构畸变。这项技术可靠，尤其适合乙醇或空气干燥的直接涂片或细胞块切片（Schmitt，2011）。目前用 FISH 或 SISH 方法在 FNA 标本中评估 HER2 是可能也是有效的，与组织学样本一致性也很高。用细胞学样本检测有许多优势，包括易于取得新鲜样本、取材后可以立即评估样本的满意度以及

DNA 和 RNA 保存更好。因此,也更易于监测癌症,包括治疗反应,并可重复检测(Schmitt 和 Vielh,2012)。此外,液基细胞学使得在最佳液体环境中更好地保存细胞成为可能,与甲醛固定石蜡包埋的组织相比更是如此。cDNA 芯片的发展为潜在疾病相关的分子标记的高通量、全基因组分析提供了可能性(Di Lorito 和 Schmitt,2011)。随着我们对分子机制及癌症发生机制的认识逐渐增加,无疑会发现更多新的治疗干预靶点。细胞学检测可检测患者新的生物靶点,密切监测患者对特定靶向治疗的反应,从而将会在患者临床处理中发挥越来越重要的作用。

(李香菊 译 曹箭 审)

参考文献

Becette V, Lerebours F, Spyratos F et al (2011) Immunomarker studies of fine-needle cytopuncture cell blocks for tumor response prediction after preoperative chemotherapy and prognosis in operable nonmetastatic primary breast carcinoma. Breast J 17: 121–128

Cano G, Milanezi F, Leitão D et al (2003) Estimation of hormone receptor status in fine-needle aspirates and paraffin-embedded sections from breast cancer using the novel rabbit monoclonal antibodies SP1 and SP2. Diagn Cytopathol 29:207–211

Gordon PB, Goldenberg SL, Chan NH (1993) Solid breast lesions: diagnosis with US-guided fine-needle aspiration biopsy. Radiology 189(2):573–580

Lorito Di A, Schmitt F (2011) (Cyto)Pathology and Sequencing: next (or Last) Generation? Diagnostic Cytopathol 40:459–461

Moriki T, Takahashi T, Ueta S et al (2004) Hormone receptor status and HER2/neu overexpression determined by automated immunostainer on routinely fixed cytologic specimens from breast carcinoma: correlation with histologic sections determinations and diagnostic pitfalls. Diagn Cytopathol 30:251–256

Schmitt FC (2011) Molecular cytopathology and flow cytometry: pre-analytical procedures matter. Cytopathology 22:355–357

Schmitt FC, Vielh P (2012) Molecular biology and cytopathology. Principles and applications. Annales de pathologie 32:e57–e63

Tse GM, Tan PH (2010) Diagnosing breast lesions by fine needle aspirate cytology or core biopsy: which is better? Breast Cancer Res Treat 123:1–8

Westenend PJ, Sever AR, Beekman-De Volder HJ et al (2001) A comparison of aspiration cytology and core needle biopsy in the evaluation of breast lesions. Cancer 93(2):146–150

索 引